W0197664

Schlank ohne Diät dank EFT

param

Evelyne Laye

Schlank

ohne Diät

dank EFT

Wie Sie ganz ohne Diät
mit EFT-Klopfen
Ihr Idealgewicht finden und halten

param

Bibliografische Information Der Deutschen Bibliothek

Die Deutsche Bibliothek verzeichnet diese Publikation
in der Deutschen Nationalbibliografie;
detaillierte bibliografische Daten sind im Internet über
http://dnb.ddb.de abrufbar.

Mit EFT werden erstaunliche Erfolge erzielt. Allerdings bedeutet dies
nicht, dass sie sich bei Ihnen immer auf Anhieb einstellen. Manche
Probleme sind sehr vielschichtig und brauchen eine detaillierte An-
sprache. In solchen Fällen sollten Sie einen erfahrenen EFT-Spezialisten
aufsuchen. EFT ist sehr sanft und bei den meisten Menschen sicher
in der Anwendung. Es muss jedoch darauf hingewiesen werden, dass
sich Menschen mit schweren emotionalen Störungen keinesfalls einer
Selbstbehandlung unterziehen, sondern immer professionelle Begleitung
suchen sollten. EFT und die Beschreibungen in diesem Buch ersetzen
nicht den Besuch beim Arzt oder Psychotherapeuten. Wenn Sie EFT bei
sich selbst anwenden, liegt die Verantwortung für Ihr körperliches und
emotionales Wohlbefinden vollständig bei Ihnen.

Gestaltung ComGraphiX, Ahlerstedt
Fotos und Illustration Günter Kieser
Gesamtherstellung Finidr, Cesky Tesin

ISBN 978-3-88755-262-6

www.param-verlag.de

Inhalt

Ein Spaziergang

Warum schaffe ich es nicht abzunehmen? Nach mehr oder weniger verzweifelten Versuchen, überzählige Pfunde loszuwerden, hört man immer wieder diesen Stoßseufzer. Kennen Sie das aus eigener Erfahrung? Mit viel Schwung und großer Anstrengung nimmt man vielleicht ein bisschen ab, aber meist bald auch wieder zu. Die Diät zu wechseln, hilft auch nicht, denn dieses Jojo genannte Phänomen ist von der Art der Diät unabhängig.

Weil klassische Diäten nicht wirklich zu helfen scheinen, möchte ich Ihnen einen anderen Ansatz vorstellen, mit dem Sie der Jojo-Falle für immer entkommen. Sie müssen keine neue Diät studieren, die Sie dann doch nur mit Mühe und Frust ein paar Tage oder Wochen durchhalten. Sie müssen auch keine konstruierten und alltagsfremden Esspläne mit Leidensmiene befolgen, bevor Sie doch wieder in alte Gewohnheiten und Bequemlichkeiten zurückfallen.

Ich werde Sie mit einer einfachen Strategie vertraut machen, wie Sie ganz natürlich und entspannt abnehmen, sich dabei richtig gut fühlen und auch nicht wieder zunehmen. Bei dieser innovativen Strategie wird etwas tiefer geschaut, um Ursachen und Hintergründe von Gewichtsproblemen und Essverhalten aufspüren. Und das ist gar nicht so schwierig, wie Sie jetzt vielleicht denken.

Die Blockaden, die wir bei dieser Vorgehensweise aufstöbern, sind das eigentliche Problem, das zwischen Ihnen und Ihrer Idealfigur steht. Wenn wir die Blockaden aufgespürt haben, werden wir sie mit einer Technik aus der Energetischen Psychologie auflösen. Diese Technik heißt EFT (Emotional Freedom Techniques) und ist sehr leicht zu erlernen und anzuwenden. Und sie hat sich in Zigtausenden von Fällen als schnell, effektiv und nachhaltig wirksam erwiesen. Sind die Blockaden aufgelöst, ist es erstaunlich einfach, zum persönlichen Idealgewicht zu finden, ein Spaziergang sozusagen, gemütlich und erfrischend.

Dass es funktioniert, kann ich aus eigener Erfahrung bestätigen. Jahrelang hatte ich beträchtliches Übergewicht und bekam es trotz vieler Bemühungen einfach nicht in den Griff. Nach Versuchen mit vielen, vielen Diäten war ich schließlich sogar deutlich dicker als zuvor.

Dann lernte ich EFT kennen. Statt immer nur ans Essen beziehungsweise Nicht-Essen zu denken, fand ich erstmals Zugang zur Ursache meiner Probleme und konnte sie mit EFT lösen. Da schmolz das Fett nur so dahin. Gleich im ersten Monat verlor ich sechs Kilo. Danach ging es zwar langsamer, aber nach 14 Monaten hatte ich stolze 28 Kilo abgenommen. Und das ging fast von selbst. Ich musste mich nicht verbiegen und fühlte mich die ganze Zeit fantastisch.

Das können Sie auch! Ich werde Ihnen zeigen, wie Sie Ihre unbewussten Muster, die Sie am Schlanksein hindern, ausfindig machen, und wie sie mit EFT Schritt für Schritt umgewandelt werden können. Dabei werden wir ganz unterschiedliche Themen ansprechen und bei der Anwendung von EFT werden Sie sich auch über andere Bereiche in Ihrem Leben klarer werden, die mit dem Übergewicht im Zusammenhang stehen. Zusätzlich helfen Ihnen Energieübungen, sich auf Ihr *schlankes Ich* einzustimmen und sich richtig wohl zu fühlen, während Sie sich auf Ihr Idealgewicht zu bewegen.

Warum Diäten nicht funktionieren

Nichts leichter als Abnehmen! Jeder weiß, wie es geht: weniger essen. Doch ganz so einfach scheint es leider nicht zu sein. Weniger und auch anders zu essen, ist für die meisten eine so große Herausforderung, dass sie bei diesem Vorhaben früher oder später scheitern.

Wie läuft es denn normalerweise? Irgendwann merken Sie, hoppla, der Zeiger der Waage wandert immer weiter nach oben. Oder Sie passen nicht mehr in Ihre Lieblingsjeans. Also müssen Gegenmaßnahmen getroffen werden. Sie wollen abnehmen, machen sich kundig, was es für Möglichkeiten gibt, und beginnen mehr oder weniger zuversichtlich eine Diät. Je nach Temperament entscheiden Sie sich vielleicht für eine ausgewogene nährstoffreiche Diät oder eine Crash-Diät, weil Sie möglichst schnell Resultate sehen wollen.

Wenn Sie Glück haben, bleiben Sie als Teenager noch von Diätversuchen verschont und kommen erst in fortgeschrittenerem Alter dazu. Aber ganz gleich in welchem Alter, es wird in der Regel nicht bei einer

Diät bleiben. Warum? War die erste Diät nicht erfolgreich? Doch, gerade beim ersten Diätversuch verliert man gewöhnlich rasch Gewicht. So lange man es schafft, sich an die Regeln der jeweiligen Diät zu halten, nimmt man ab. Manche erreichen damit auch ihr Wunschgewicht. Und manche bleiben sogar auf Dauer schlank, wozu ich ganz herzlich gratuliere.

Die allermeisten erreichen ihr Wunschgewicht aber nicht. Zunächst geht das Gewicht zurück und kann auch eine Zeit lang auf dem niedrigen Niveau gehalten werden. Manche erreichen sogar ihr Zielgewicht, aber irgendwann schleicht sich unmerklich eine Wende ein. Das Gewicht steigt wieder. Die Diätkarriere beginnt. So zeigt die Erfahrung, dass die meisten Menschen innerhalb von ein bis zwei Jahren wieder zunehmen, fast zwei Drittel davon sogar weit über ihr Ausgangsgewicht hinaus.

Im Internet gibt es viele Foren zum Thema Abnehmen. Dort können Sie in endlosen Variationen Sätze lesen wie: »Hilfe, ich habe letztes Jahr 12 Kilo abgenommen und jetzt habe ich 18 Kilo wieder drauf. Was soll ich tun?«

Die Fakten sind an sich ganz einfach: Wenn Sie Ihrem Körper weniger Energie (Kalorien) zuführen, als er zum Erwärmen und Bewegen der Muskeln verbraucht, muss er von seiner Substanz zehren und Sie nehmen ab. Man muss also nur die Nahrungsaufnahme reduzieren oder einstellen, um Gewicht zu verlieren.

Doch da kommt man mit Willenskraft nur sehr schwer weiter. Oft scheint es, als gäbe es tief im Innersten ein kleines Teufelchen, das nichts anderes im

Sinn hat, als die hehren Vorsätze platzen zu lassen. Es quengelt und schmeichelt und argumentiert so lange, bis wir wieder die Hand am Griff des Kühlschranks haben.

Was ist das für ein Teufelchen? Wir haben ein »inneres Gewichtsprogramm«, das unser Essverhalten größtenteils unbewusst steuert. Sie können deshalb noch so oft denken, dass Sie weniger essen wollen, wenn Ihr inneres Programm nicht auf Schlanksein eingestellt ist, werden Sie letztlich anders handeln.

Ihr Verstand sagt: »Du willst doch abnehmen, du darfst diese Schokolade nicht essen.« Aber das Teufelchen in Ihrem Ohr flüstert Ihnen zu: »Dieses eine Stückchen macht doch nichts, nimm es dir, das wird dir gut tun nach all dem Stress heute.« Gegen diese »zarteste Versuchung« kommt Ihre Willenskraft nicht an und Sie essen die Schokolade. Natürlich ist Ihnen nicht wirklich bewusst, was in Ihnen vorgeht und warum Sie dieser Schokolade nicht widerstehen können, aber Ihr inneres Programm lässt Sie sie essen und so lange dieses Programm aktiv ist, können Sie auch nicht wirklich etwas dagegen ausrichten. Vermutlich haben Sie das auch schon irgendwie geahnt.

Diese »inneren Programme« setzen sich aus vielerlei Faktoren zusammen. Dazu gehören anerlernte Überzeugungen, verinnerlichte Glaubenssätze, gewohnheitsmäßige Gefühle und energetisch gespeicherte Erfahrungen, die uns – meist in früher Kindheit – beeindruckt haben. Nicht alles davon ist unbewusst, wie Sie später noch sehen werden, wenn wir Ihre Überzeugungs- und Gefühlsmuster näher untersuchen. Manches liegt knapp unter der Oberfläche und vieles ist offensichtlich, wenn man sich erst einmal näher damit beschäftigt. Aber dieses Konglomerat aus mehr oder weniger bewussten und unbewussten Überzeugungen, Gefühlen und gespeicherten Erfahrungen ist die eigentliche Ursache Ihrer Gewichtsprobleme und verantwortlich dafür, wie Sie mit Ihrem Körper umgehen.

Übrigens, dieses innere Programm steuert nicht nur das Essverhalten und damit das Gewicht. Alles, wirklich alles in unserem Leben wird durch unsere Überzeugungen und Gefühle geprägt. Wir können uns noch so lange den Kopf über eine Sache zerbrechen, Analysen erstellen und kluge Gedanken wälzen, wenn wir uns entscheiden, ist das Gefühl, der ›Bauch‹, immer das Zünglein an der Waage. Und wir treffen Tausende Entscheidungen jeden Tag – bei den meisten merken wir nicht einmal, dass wir sie treffen, wir handeln einfach wie gewohnt, wie es uns das innere Programm von Kindheit an vorgegeben hat.

Deshalb kann man beim Abnehmen durchaus kurzzeitig Erfolg haben, wenn man mit Willenskraft und Vernunft gegen dieses unbewusste innere Programm ankämpft. Doch jede Kraft ist irgendwann erschöpft, das innere Programm aber läuft immer weiter – bis wir es ändern. Wenn also jemand auf dick gepolt ist, wird der innere Schweinehund, wie man so schön sagt, irgendwann wieder die Oberhand gewinnen und die Pfunde wuchern erneut.

Diese Information wirkt im ersten Augenblick vielleicht erschütternd, weil es so aussieht, als seien wir unbewussten Vorgängen hilflos ausgeliefert. Doch im Gegenteil liegt hier die große Chance, denn wenn wir das innere Programm verändern, dann verändert sich automatisch auch unser Verhalten und damit alles, was wir im Außen bewirken. Genau an diesem Punkt setzt die Energiearbeit mit EFT an. EFT ist die Methode, mit der wir unser inneres Programm umwandeln können, um das Leben zu leben, das wir uns wünschen.

Ein weiterer Grund, warum Diäten meist nicht funktionieren, liegt auf der körperlichen Ebene. Das Tückische ist nämlich, dass Ihr Körper bei jedem neuen Diätversuch lernt, mit weniger Energie auszukommen.

Wenn wir bei einer Diät deutlich weniger Energie zu uns nehmen, als wir brauchen, geht der Körper erst einmal an die Zuckerreserven und wenn diese nach wenigen Tagen aufgebraucht sind, an das gespeicherte Fett. Genau das wollen wir ja auch. Wenn wir unserem Körper aber nicht die Botschaft schicken: »Hallo, meine Muskeln brauche ich noch«, indem wir uns genügend bewegen, fängt er an, auch Muskeln abzubauen.

Am Ende der Diät haben Sie vielleicht ein paar Kilo abgenommen, aber der Körper hat auch seinen Grundumsatz verringert, das ist die Energiemenge, die er im Ruhezustand verbrennt. Wenn Sie jetzt wieder so essen, wie es vor der Diät für Sie normal war, dann ist der Überhang von zugeführter zu benötigter Energie noch größer. Und weil der Körper gelernt hat, dass es Notzeiten (Diät) gibt, legt er diesen Überschuss auf Reserve (Fettzellen). Deshalb werden Sie nach jeder weiteren Diät immer schneller und immer mehr zunehmen. Das ist der Jojo-Effekt und die Erfahrung vieler Leidtragender: Diäten machen dick. Und je mehr Diäten wir machen, umso dicker werden wir. Und weil während der Unterernährung durch die Diät auch Muskelmasse abgebaut wird, werden Sie auf Dauer auch schlapp und lethargisch. Deshalb gibt es nur einen gesunden und Erfolg versprechenden Weg zur Idealfigur. Das Essverhalten muss so normalisiert werden, dass fortgesetzt und ganz natürlich immer nur so viel Energie aufgenommen wird, wie der Körper tatsächlich verbraucht.

Wenn Sie mit EFT die emotionalen Ursachen des Übergewichts auflösen, können Sie endlich die Diäten mit all ihrem Stress verabschieden. Sie werden feststellen, dass sich Ihr Essverhalten ganz von alleine verändert. Sie werden nicht unbedingt gleich in einem Monat zehn Kilo verlieren, aber Sie können sicher sein, dass sich Ihr Essverhalten und damit Ihr Gewichtsproblem dauerhaft ändert und das leidige Thema Essen und Gewicht, das Sie jetzt ständig beschäftigt und so viel Energie bindet, einfach von der Tagesordnung verschwindet. Wenn Sie auf diesem Weg Erfolge sehen, dann sind ein paar Wochen mehr oder weniger zum Idealgewicht nicht von Belang.

Abnehmen kann auch Spaß machen

Woran denken Sie bei Abnehmen? An Mangel, Verzicht, Disziplin, Leiden; eine richtig harte Zeit, die man durchstehen muss, weil danach der Lohn winkt?

So oder ähnlich denken wohl die meisten, besonders die, die schon einmal eine Diät gemacht haben. Es ist so belastend, weil Sie dabei in dem Konflikt stehen, dass Sie einerseits die Diät machen wollen, andererseits aber Ihr inneres Programm dagegen spricht. Von diesen widerstrebenden Kräften werden Sie gestresst und zerrissen, was einen großen Teil Ihrer Lebensenergie bindet, die Ihnen deshalb in anderen Bereichen fehlt. Das führt leicht zu Unzufriedenheit, Gereiztheit und mancherlei Problemen im alltäglichen Leben.

Wenn sich Ihre Wünsche mit Ihren inneren Mustern decken, ist es nicht nur ein Leichtes abzunehmen, dann macht es sogar richtig Spaß, weil Sie merken, dass Ihre Entscheidungen etwas bewirken und Sie schnell Erfolge sehen. Wenn die inneren Muster gegen Ihre Wünsche arbeiten, verschleißt sich Ihre Willenskraft und Sie sind unzufrieden und missgelaunt.

Deshalb macht es keinen Sinn, gegen das innere Programm anzukämpfen. Fangen Sie lieber an, es zu erforschen, zu durchschauen und in Ihrem Sinn zu verändern. Finden Sie heraus, was Sie dick sein lässt und am schlank sein hindert. Wenn Sie Ihre inneren Blockaden nach und nach loslassen, werden Sie sich immer freier und energievoller fühlen. Dann fällt es Ihnen leicht, Ihren Körper zu akzeptieren, wie er ist, und Ihr Selbstbild verbessert sich. Dann fühlen Sie sich bedeutend wohler mit sich selbst. Sie vergessen Ihre Gelüste und ändern manchmal plötzlich, manchmal allmählich Ihr Essverhalten. Und meist bekommen Sie auch ein neues Verhältnis zu sportlichen Betätigungen.

Wenn Sie sich mit dem Thema Essen und Abnehmen beschäftigen, wird das auch immer eine Auseinandersetzung mit vielen anderen Bereichen Ihres Lebens sein. Oft ist das ganze Leben von diesem Thema überschattet. Die Themen im Zusammenhang mit Abnehmen können sehr komplex sein, aber lassen Sie sich davon nicht entmutigen. Sie werden noch sehen, dass Sie nicht ewig bohren müssen, um diese Blockaden zu lösen. Schon nach wenigen Klopfrunden mit EFT dürften Sie Auswirkungen auf Ihr Essverhalten sehen, meist sogar schon beim ersten Mal.

Wir werden einen Aspekt nach dem anderen angehen und Sie werden merken, wie sich verkrampfte Themen mit EFT schnell entspannen und es leicht und einfach wird, in Richtung Idealgewicht zu gehen. Mit jeder Klopfrunde nähern sich Ihre inneren Muster immer mehr Ihren Wünschen an und der Erfolg rückt Schritt für Schritt näher.

Zuerst werde ich Ihnen jetzt die Methode EFT grundsätzlich vorstellen. Dann zeige ich Ihnen, wie Sie ganz gezielt das Thema Abnehmen mit EFT angehen können.

EFT – ein neuer Ansatz

Wie ist EFT entstanden?

EFT ist eine Methode der Energetischen Psychologie, die sich erst in den letzten Jahrzehnten entwickelt hat. Seinen Ursprung hat EFT in der Kinesiologie, einer Heilmethode, die von dem amerikanischen Chiropraktiker Dr. George Goodheart in den 60er Jahren entwickelt wurde. Er entdeckte, dass er über das Testen verschiedener Muskeln herausfinden konnte, wie es seinen Klienten geht und ob eine energetische Unausgewogenheit in ihrem Körper vorhanden ist.

Um diese unausgeglichene Energie wieder in Balance zu bringen, wirkte er auf das Meridiansystem ein. Meridiane sind energetische Bahnen im Körper, die im System der Jahrtausende alten Traditionellen Chinesischen Medizin beschrieben werden. Auf den Meridianen liegen Energiepunkte, auf die man mit Nadeln (Akupunktur) oder Berührung (z. B. Klopfen) einwirken kann.

George Goodheart nannte seine Methode Touch for Health. Er bot auch Ausbildungsseminare für Therapeuten an und um 1980 nahm der amerikanische Psychologe Roger Callahan an einer solchen Ausbildung teil. In den Anfängen der Kinesiologie konzentrierten sich die Anwender vor allem auf das Ausgleichen körperlicher Probleme. Roger Callahan war einer der ersten, die diese Ausgleichstechnik auch bei emotionalen Problemen anwandten.

Berühmt ist die Mary-Geschichte, die den Grundstein dieser Entwicklung legte: Roger Callahans Patientin Mary hatte eine schwere Wasserphobie. Sie geriet unter anderem in Panik, wenn es regnete. Die üblichen psychotherapeutischen Methoden zeigten bei ihr so gut wie keinen Erfolg. In einer spontanen Eingebung klopfte er einen der Meridianpunkte bei ihr, den sogenannten Magenpunkt. Die Wirkung überraschte beide, denn die Wasserphobie war nach wenigen Minuten verschwunden. Es war wie ein Wunder.

Callahan fing an, diese Technik zu erforschen und zu erweitern. Er entwickelte Sequenzen von Punkten, die bei bestimmten Probleme zu klopfen waren, und nannte seine Form der energetischen Arbeit Thought Field Therapie (TFT).

Viele Therapeuten waren von seiner Arbeit inspiriert, erforschten diesen energetischen Ansatz und entwickelten ihn weiter. Ein wichtiger Vertreter ist Fred P. Gallo, der ein sehr differenziertes Diagnose- und Behandlungssystem entwickelt hat (EDxTM, Energetic Diagnostic and Treatment Methods).

Auch der Ingenieur Gary Craig, der sich schon seit Jahren mit Methoden wie Neurolinguistische Programmierung (NLP) und Hypnose beschäftigt hatte, lernte Anfang der 90er Jahre bei Callahan. Er entwickelte Callahans Methode weiter und vereinfachte sie zu einer einzigen Klopfsequenz, die universell bei jedem Problem angewendet werden kann. Diese Methode ist leicht zu erlernen und man kann sie bei sich selbst anwenden. Er nannte sie Emotional Freedom Techniques (EFT). Gary Craigs selbstloses Anliegen war es von Anfang an, EFT in die Welt hinauszutragen und jedermann als Selbsthilfe-Methode zur Verfügung zu stellen.

Wie funktioniert EFT?

Die konventionelle Psychologie geht davon aus, dass bestimmte Ereignisse oder Erinnerungen an Ereignisse negative Gefühle in uns hervorrufen. Wir erleben etwas Negatives oder erinnern uns an etwas Schlimmes und es geht uns schlecht. Die Vertreter der Energetischen Psychologie fanden heraus, dass dabei noch etwas anderes geschieht: unser Energiesystem gerät ins Ungleichgewicht, wir erfahren eine energetische Störung.

Der psychologische Ansatz ist, am Problem zu arbeiten. Beim energetischen Ansatz wird an der energetischen Störung gearbeitet. Wenn wir EFT anwenden, beklopfen wir nicht das Problem, auch wenn wir es dabei benennen, sondern wir gleichen Energieströme im Körper aus. Wenn das energetische Ungleichgewicht behoben ist, lösen sich auch die negativen Emotionen auf, die daran gekoppelt sind. Gary Craig hat das so ausgedrückt: »Die Ursache aller negativen Emotionen ist eine Störung im körpereigenen Energiesystem.«

Ob körperliche Schmerzen oder seelische Belastungen vorliegen, die Ursache aller Probleme ist eine Störung im Energiesystem des Körpers. Weil wir am Energiesystem arbeiten und nicht am Problem, ist es möglich, mit dem immer gleichen einfachen Ablauf die Energie ins Gleichgewicht zu bringen, ganz gleich, wie vielfältig die Themen sein mögen. Wir können so nicht nur emotionale Probleme wie Ängste, Wut und Unsicherheit behandeln, sondern alles in unserem Leben, was nicht im Gleichgewicht ist und weswegen wir uns irgendwie schlecht fühlen, auch körperliche Probleme und Schmerzen. In der Regel sind die Resultate auch dauerhaft.

Die Klopfakupressur EFT ist also eine Methode, bei der unabhängig von der Problemstellung die immer gleiche Abfolge einiger weniger Punkte beklopft wird. Deshalb ist sie auch so schnell und leicht zu erlernen. Außerdem bietet sie den unschätzbaren Vorteil, dass man sie bei sich selbst anwenden kann.

Natürlich kann es in bestimmten Situationen sinnvoll sein, einen der zahlreichen Therapeuten aufzusuchen, die inzwischen mit EFT arbeiten, doch wenn Sie nicht ein schwerwiegendes Problem haben, können Sie es erst einmal selbst versuchen. Es kann nichts passieren. EFT hat keine negativen Aus- oder Nebenwirkungen. Es ist nur möglich, dass beim Klopfen unangenehme Gefühle oder Körperempfindungen aufkommen, die zum Thema gehören und bislang verdeckt waren. Mit EFT nehmen wir sozusagen den Deckel vom Topf und schauen uns an, was wir bislang lieber verdrängt haben. Das ist natürlich nicht immer angenehm. Wenn Sie sich also bei der

Anwendung von EFT zwischendurch schlecht fühlen sollten, klopfen Sie weiter, bis es Ihnen wieder gut geht.

Wir klopfen bei EFT bestimmte Energiepunkte auf den Meridianen, während wir uns auf das Problem einstimmen, das heißt, daran denken oder uns ein-fühlen. Indem wir mental mit dem Problem in Kontakt gehen, wird das Ungleichgewicht im Energiesystem aufgerufen, es ist aktiviert, ähnlich wie ein Computer-Programm aufgerufen wird, und kann dann mit dem Klopfen bearbeitet werden.

Die energetische Störung kann ein Zuviel oder ein Zuwenig an Energie im betroffenen Meridian be-deuten. Durch Beklopfen der Punkte setzen wir einen Reiz und bringen dadurch die Energie wieder ins Fließen. Das Ungleichgewicht gleicht sich aus. Dieser Ausgleich erfolgt in der Regel sehr rasch, oft in nur wenigen Minuten.

Anfangs schlug Gary Craig vor, auf jedem der 14 Meridiane einen Punkt zu klopfen, also 14 Punkte. Doch bald fand er heraus, dass die Meridiane unter-einander in Verbindung stehen. Von jedem Meri-dian fließt Energie auf die anderen über und wegen dieses Austauschs ist es vollkommen ausreichend, nur einen Teil der Meridianpunkte zu klopfen. Heu-te wird meist die sogenannte Kurzversion mit acht Punkten geklopft. Der letzte Punkt dabei, der Schei-telpunkt, wurde erst später von Gary Craig hinzu-genommen.

Die Klopfsequenz

Nun werde ich Ihnen den Ablauf einer EFT-Anwendung erklären. Bevor Sie beginnen, ein Problem mit Klopfen zu bearbeiten, sollten Sie diesen Ablauf ohne weiter Nachzudenken durchführen können. Deshalb ist es sinnvoll, ihn an dieser Stelle einzustudieren. Lesen Sie die folgenden Erklärungen mehrmals durch und führen dabei die einzelnen Schritte auch wirklich aus. Es ist viel einfacher, einen Handlungsablauf zu erlernen, wenn man ihn wirklich ausführt, als wenn man nur liest, wie man es tun sollte.

❶ Problem auswählen

Wählen Sie ein Problem oder ein Thema aus, das Sie bearbeiten wollen. Je genauer und eindeutiger das Thema angesprochen wird, desto besser wird die Wirkung von EFT sein. Fühlen Sie sich mental in dieses Problem ein.

❷ Stresswert einschätzen

Bevor die Punkte geklopft werden, schätzen Sie ein, wie stark Sie dieses Thema belastet. Wir verwenden dafür eine Skala von 0 bis 10. Dabei steht 0 für kein Problem, völlig entspannt und 10 für maximal, unerträglich.

0 1 2 3 4 5 6 7 8 9 10

Wenn Sie das Problem bewerten, schätzen Sie immer Ihre augenblickliche Empfindung ein, wenn Sie an das Problem denken. Es ist sinnvoll, den Schätzwert auf einem Zettel zu notieren.

❸ **Einstimmungssatz**

Der Einstimmungssatz besteht aus zwei Teilen. Der erste Teil lautet:

›› Auch wenn ich *[Problem]*,...«

Setzen Sie hier das Problem ein, das Sie mit dem Klopfen bearbeiten wollen. Wir verdrängen das Problem nicht, wir schieben es nicht weg, wir sehen es an. Damit stimmen wir uns ein und rufen die energetische Störung auf. Der erste Teil könnte beispielsweise lauten: »Auch wenn ich Schweißfüße habe,...«, oder: »Auch wenn ich spielsüchtig bin,...«

Der zweite Teil des Einstimmungssatzes lautet:

›› ... liebe und akzeptiere ich mich von ganzem Herzen.«

Der vollständige Einstimmungssatz könnte also lauten:

›› Auch wenn ich ein Morgenmuffel bin, liebe und akzeptiere ich mich von ganzem Herzen.«

Manchmal fragen mich Klienten: »Aber wie kann ich das sagen? Ich liebe mich doch nicht damit.« Und ich antworte: »Genau, deshalb klopfen wir es ja auch.«

SP   Serienpunkt
HP   Handkantenpunkt

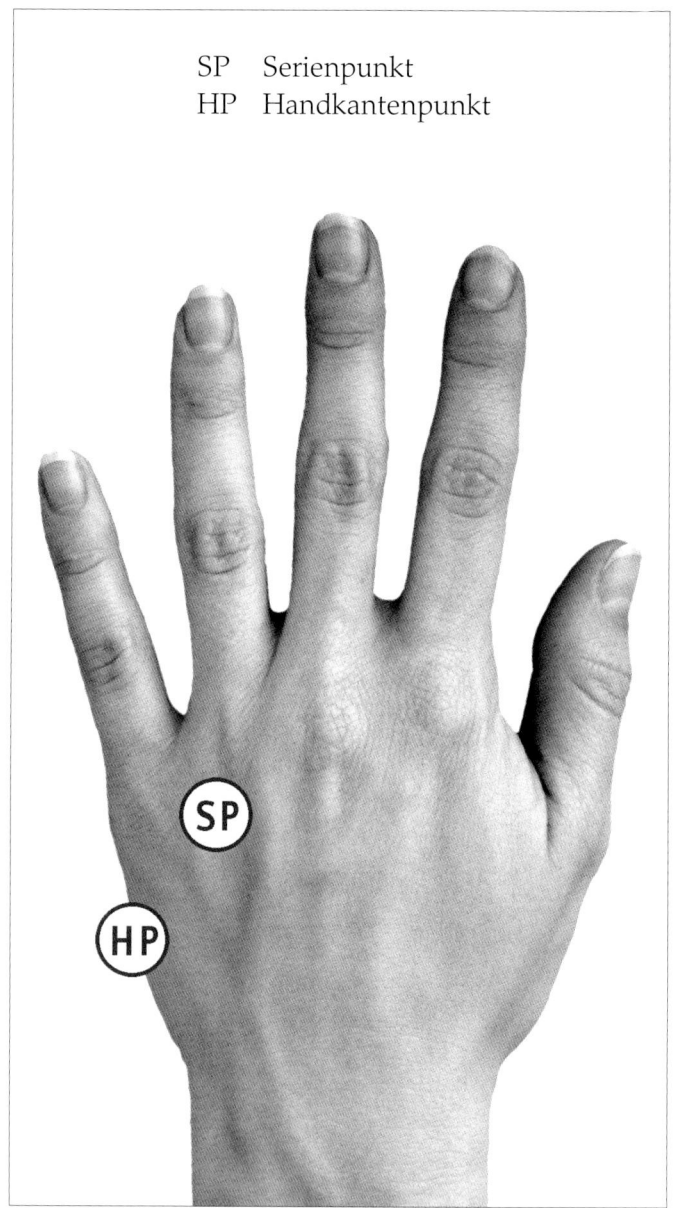

Während Sie diesen Einstimmungssatz dreimal wiederholen, klopfen Sie entweder mit zwei Fingern den Handkantenpunkt (HP) oder Sie massieren mit den Fingerspitzen einer Hand leicht den Wunden Punkt (WP), auch sensibler Punkt genannt.[*]

Der wunde oder sensible Punkt ist ein neurolymphatischer Punkt. Er liegt im oberen Brustbereich, etwa zehn Zentimeter vom Halsgrübchen nach unten und nochmals sieben bis zehn Zentimeter nach links oder rechts. Finden Sie einen Punkt, der sich sensibler anfühlt, als die Umgebung, oder auch etwas weh tut. Ob Sie den Punkt auf der linken oder rechten Seite wählen, macht keinen Unterschied.

Während Sie den Handkantenpunkt klopfen oder den sensiblen Punkt massieren, sprechen Sie drei Mal den Einstimmungssatz. Wenn ein Gewichtsproblem geklopft wird, dann könnten Einstimmungssätze etwa so lauten:

» Auch wenn ich mich fett fühle, liebe und akzeptiere ich mich von ganzem Herzen.«

» Auch wenn ich mich dafür hasse, dass ich schon wieder so viel gefressen habe, liebe und akzeptiere ich mich von ganzem Herzen.«

» Auch wenn ich Angst habe, so dick zu werden wie meine Mutter, liebe und akzeptiere ich mich voll und ganz.«

Formulieren Sie diese Sätze in Ihrer Sprache, wie Ihnen »der Schnabel gewachsen ist«, und verwenden ruhig die drastischen Ausdrücke, die Sie angemessen finden. Es gibt keine Etikette, die einzuhalten wäre,

*s. Abb. nächste Seite

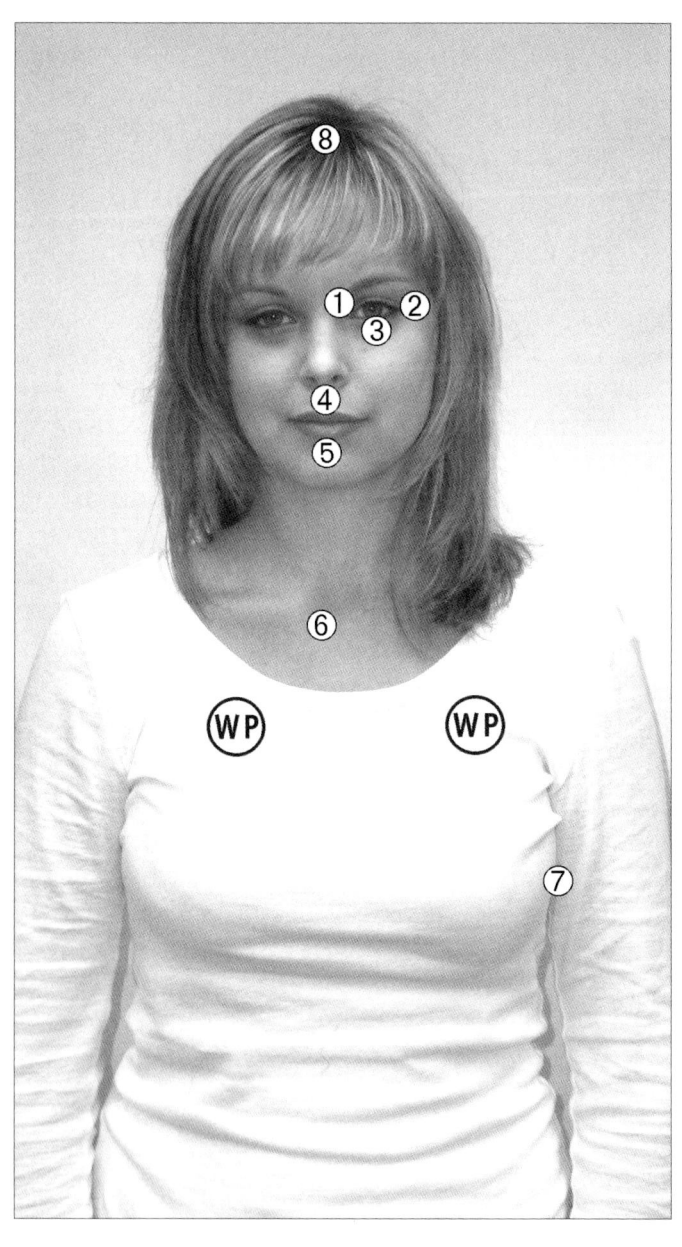

param;

und je authentischer Sie genau das ausdrücken, was Sie in diesem Moment fühlen und denken, um so präziser kann EFT greifen.

❹ Die Klopfpunkte

Zum Klopfen legen Sie zwei Finger zusammen und tippen mit leichtem Druck und lockeren Fingern die Fingerspitzen etwa fünf- bis achtmal auf jeden einzelnen Klopfpunkt.

Die acht Klopfpunkte werden immer in der gleichen Reihenfolge durchlaufen. Punkte, die nicht auf der Mittelachse liegen, gibt es symmetrisch rechts und links. Wählen Sie hier nach Ihrem Gefühl, welche Seite Sie lieber klopfen.

Gehen Sie die folgende Liste durch und orientieren sich an der Abbildung, um die Punkte zu lokalisieren. Machen Sie sich keine großen Gedanken, ob Sie die Punkte auch treffen. Die Punkte selbst sind sehr klein, viel kleiner als die zwei zusammengelegten Fingerkuppen. Und selbst wenn Sie etwas neben dem Punkt klopfen, ist das auch noch gut.

① **AB** Augenbrauenpunkt: am inneren Ende der Augenbraue

② **SA** seitlich am Auge, auf dem knöchernem Rand

③ **MA** mittig unter dem Auge, auf dem Jochbein

④ **UN** unter der Nase, auf der Mitte zwischen Nase und Mund

⑤ **UM** unter dem Mund, in der Vertiefung zwischen Mund und Kinn

⑥ **SB** Schlüsselbeinpunkt: knapp unterhalb der Verbindung von Schlüsselbein und Brustbein

⑦ **UA** unter dem Arm: seitlich am Brustkorb, auf der Höhe der Brustwarze

⑧ **AK** auf dem Kopf: auf dem höchsten Punkt des Kopfes

Diesen letzten Punkt oben auf dem Kopf klopfen Sie mit allen Fingern einer Hand.

Bei jedem Punkt sprechen Sie, während Sie ihn fünf- bis achtmal klopfen, eine Kurzversion des Einstimmungssatzes in der Form: »Mein *[Problem]*«, oder: »Ich *[Problem]*.« Also beispielsweise:

» Meine Schweißfüße.«
» Ich bin spielsüchtig.«
» Ich fühle mich fett.«
» Ich hasse mich, weil ich so viel esse.«
» Meine Angst, dick zu werden.«

Diese acht Punkte klopfen Sie in der vorgegebenen Reihenfolge nacheinander, das ist ein Klopfdurchlauf.

❺ **Stresswert erneut einschätzen**

Atmen Sie tief ein und langsam aus. Schätzen Sie nun Ihr Problem erneut auf der Skala von 0 bis 10 ein. Diesen ganzen Ablauf nennen wir eine Klopfrunde. Normalerweise geht der Skalenwert des Problems mit jeder Klopfrunde nach unten, das heißt, das Problem verliert an Gewicht. Wenn Sie den Skalenwert jeweils auf einem Zettel notieren, können Sie das gut mitverfolgen. Klopfen Sie so viele Runden, bis der Wert auf 0 ist oder wenigstens 1 oder 2 erreicht hat.

Wichtig: Trinken Sie vor oder auch während der Sitzung genügend frisches Wasser. Oft berichten mir Klienten, dass Sie während des Klopfens besonders viel Durst haben. Damit gibt der Körper ein deutliches Signal, dass er Wasser braucht.

Es kann vorkommen, dass Ihnen beim Klopfen etwas schwindlig oder schummrig wird oder dass Sie Energie im Körper pulsieren spüren. Das ist ganz normal und ein gutes Zeichen, weil es zeigt, dass sich innerlich etwas tut und die Energie ins Fließen kommt. Auch häufiges Gähnen kommt vor. Das ist eine einfach Art, wie der Körper Stress auflöst und loslässt.

Die Neun-Gamut-Sequenz

Die Neun-Gamut-Sequenz oder kurz »die Gamuts« bewirken, dass die Gehirnhälften besser zusammenarbeiten, was die Lösung des Stresses unterstützt. Anfangs hat Gary Craig die Gamuts nach jeder Klopfrunde machen lassen, heute werden sie mehr intuitiv eingesetzt. Besonders wenn viele Klopfrunden nötig sind, um den Skalenwert auf 0 zu bringen, ist es sehr sinnvoll, dann und wann die Gamuts einzuschieben, weil sie das Gehirn erfrischen und wieder aufnahmefähig machen. Auch wenn es beim Klopfen nicht so gut oder schnell vorangeht, wie Sie es sich wünschen, sind die Gamuts hilfreich.

Die neun Gamuts sind einfache, kleine Handlungen. Es kann sein, dass sie Ihnen anfangs trotzdem

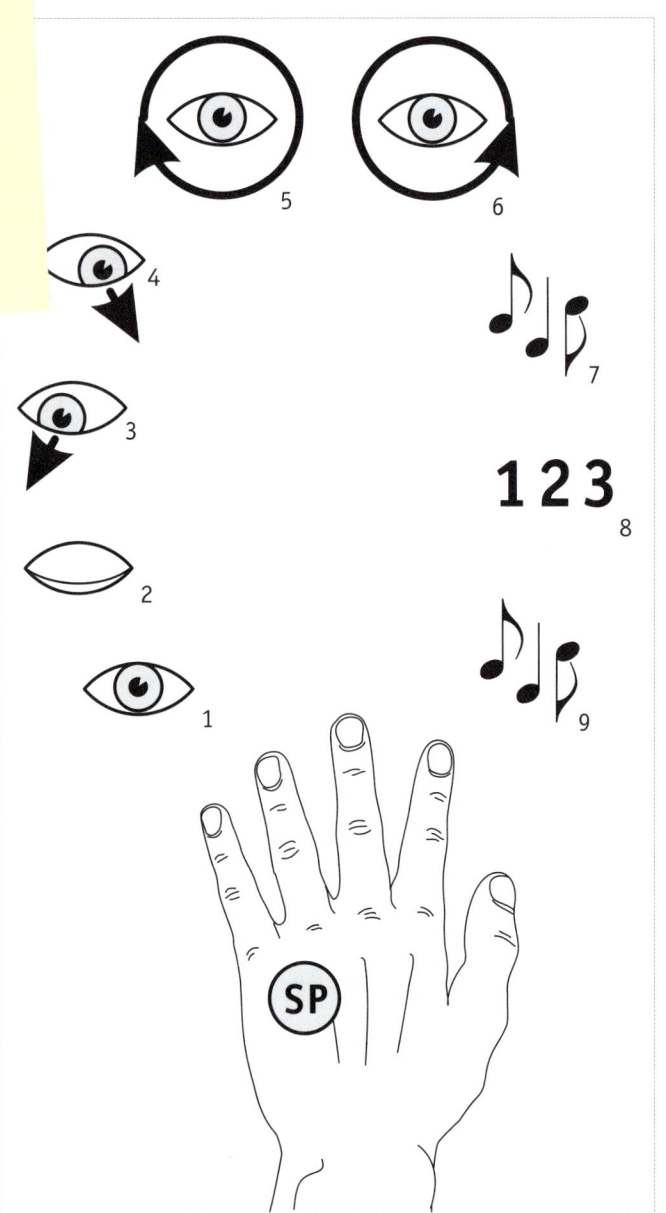

param.

Mühe bereiten, doch mit der Zeit werden sie Ihnen immer leichter fallen. Schauen Sie die ganze Zeit geradeaus und halten den Kopf still. Sie müssen dabei nicht an Ihr Problem denken, die Gamuts erfordern Ihre ganze Aufmerksamkeit.

① Augen schauen geradeaus
② Augen schließen und wieder öffnen
③ Augen nach scharf unten links schauen
④ Augen nach scharf unten rechts schauen
⑤ mit den Augen eine große Kreisbewegung machen
⑥ mit den Augen eine große Kreisbewegung in der Gegenrichtung machen
⑦ eine kurze Melodie summen
⑧ von Eins bis Fünf zählen
⑨ eine kurze Melodie summen

Während Sie diese Prozedur durchlaufen, klopfen Sie die ganze Zeit über mit zwei Fingern den Serienpunkt (SP). Er liegt auf dem Handrücken zwischen Ring- und kleinem Finger.[*]

Die Klopfsequenz im Überblick

❶ Problem auswählen und Einstimmungssatz formulieren
❷ Stresswert einschätzen
❸ Handkantenpunkt klopfen oder sensiblen Punkt massieren und dreimal den Einstimmungssatz sprechen

[*]s. Abb. S. 24

④ die acht Punkte klopfen und bei jedem Punkt die Kurzform des Problems aussprechen (zwei bis drei Durchläufe)

⑤ Stresswert erneut einschätzen

Wenn der Stresswert noch nicht auf 0 (oder 1, 2) ist, machen Sie bei ④ weiter. Nach drei bis vier Klopfsequenzen ist es sinnvoll, zwischendurch die Gamuts zu machen. Wenn Sie viele Klopfrunden machen, können Sie den Stresswert auch nur alle drei bis vier Runden einschätzen.

Den Einstimmungssatz variieren

Flexible Wortwahl

Wenn Sie beginnen, ein Thema mit EFT zu bearbeiten, dann formulieren Sie zunächst einen Einstimmungssatz und seine Kurzform. Damit klopfen Sie dann, bis der Stresswert auf 0 oder nahe daran ist. Nun zeigt aber die Erfahrung, dass ein Problem meist nicht mit einem einzigen Einstimmungssatz umfassend zu bearbeiten ist. Das Problem hat verschiedene Aspekte, besteht also quasi aus verschiedenen Teilen. Jedes Teilproblem oder jeder Aspekt muss für sich mit EFT angesprochen werden. Ich gehe weiter unten noch näher darauf ein.

Es kann zum Beispiel sein, dass Ihnen während des Klopfens neue Ideen zu Ihrem Problem kommen oder Ihnen eine andere Formulierung für den Einstimmungssatz einfällt. Das sind sehr nützliche Impulse, die Ihnen Ihr Energiesystem übermittelt. Notieren Sie diese Einfälle, klopfen aber mit dem derzeitigen Einstimmungssatz weiter, bis der Stresswert auf 0 ist oder nahe daran. Dann formulieren Sie aus Ihren Notizen einen neuen Einstimmungssatz und klopfen mit dem weiter. So beschreiben Sie das Problem immer weiter und vermutlich dringen Sie auch immer tiefer zu seinem Kern vor, denn es kann gut sein, dass sich unter dem Thema, mit dem Sie zu klopfen beginnen, tiefere Probleme verbergen, die Ihnen zunächst noch gar nicht bewusst sind.

Auch wenn Ihnen beim Klopfen nichts Neues einfällt, ist es sinnvoll, nach Verringerung des Stresswerts den Einstimmungssatz zu variieren und damit weitere Runden zu klopfen. Zu den wichtigsten und häufigsten Themen, die beim Abnehmen eine Rolle spielen, habe ich weiter unten viele Klopfsequenzen aufgeführt, damit Sie genügend Material haben, auch wenn Ihnen noch nicht so viele Variationen von Einstimmungssätzen einfallen. So können Sie auch wunderbar mit EFT an Ihrem Abnehmen arbeiten, wenn Sie keine eigenen Sätze bilden möchten. Ich variiere dabei den Einstimmungssatz sowie dessen Kurzform an jedem der acht Klopfpunkte, indem ich das Thema umkreise und unterschiedliche Formulierungen finde. So löst sich der Stress des Problems schneller und das Klopfen ist inhaltsvoller und treffsicherer.

EFT ist eine sehr flexible Methode. Am wirksamsten sind Sie mit dem Klopfen, wenn Sie die Sätze spontan und intuitiv wählen. Lassen Sie in Ihr Bewusstsein aufsteigen, was Ihnen zu dem Thema einfällt. Das braucht anfangs vielleicht ein wenig Übung, aber bald fließen die Sätze ganz spontan. Natürlich müssen Sie darauf achten, bei dem Thema zu bleiben, das Sie aktuell bearbeiten. Wenn Ihnen Sätze einfallen, die derzeit abseits zu liegen scheinen, notieren Sie sie für spätere Klopfsitzungen.

Klopfen Sie den einen Aspekt des Problems, umkreisen Sie es, variieren Sie es, aber entfernen sich nicht so weit davon, dass Sie im Grunde ein neues Thema beklopfen, bevor Sie diesen Aspekt nicht gut aufgelöst haben. Man muss es nicht eilig haben. EFT ist eine schnell wirkende Methode und selbst wenn man gründlich arbeitet, kann man in einer Sitzung durchaus zehn, fünfzehn verschiedene Aspekte bearbeiten.

Sie müssen achtsam sein und ehrlich in sich hinein fühlen, um die verschiedenen Aspekte zu finden. Haben Sie keine Angst vor dem, was da an ›schlimmen‹ Dingen auftaucht. Wir haben alle in irgendeiner Form negative Gefühle, Sie stehen damit nicht alleine. Aber wir müssen dieses Negative in uns erst wahrnehmen und ins Bewusstsein bringen, bevor wir es loslassen können.

Wenn Ihnen keine unterschiedlichen Sätze und Variationen einfallen, können Sie aber auch bei einer Form des Einstimmungssatzes und der Kurzform bleiben. Das ist für die ersten Versuche oft auch einfacher.

Positive Sätze und Affirmationen

Der Sinn des Einstimmungssatzes und der Kurzform beim Klopfen der Punkte ist, das Problem und damit die Energieblockade im System zu aktivieren, damit sie durch die Stimulation der Meridianpunkte gelöst und wieder ins Fließen gebracht werden kann. Deshalb formulieren diese Sätze natürlich einen negativen Inhalt.

Es ist aber auch möglich, mit positiven Sätzen, so genannten Affirmationen zu klopfen. Wenn Sie das tun wollen, dann klopfen Sie zunächst mit dem normalen Klopfablauf so lange, bis der Stresswert mindestens um die Hälfte oder besser noch Dreiviertel gesunken ist, also beispielsweise von 8 auf 3. Dann erst wechseln Sie zu einer positiven Affirmation, formulieren bei den acht Klopfpunkten also nicht Ihr Problem, sondern Ihr Ziel, zum Beispiel: »Ich fühle mich besser und besser«, oder: »Ich nehme mit Leichtigkeit ab.« Ermitteln Sie auch dabei laufend den Stresswert.

Es ist wie bei einem Garten, der von Unkraut überwuchert ist. Bevor Sie ihn bepflanzen können, müssen Sie erst das Unkraut jäten. Nur dann haben die Blumenzwiebeln, die Sie einpflanzen, eine gute Chance, zum Blühen zu kommen. So ist es auch mit den positiven Sätzen. Ihr Unbewusstes kann die positiven Aussagen erst voll und ganz annehmen, wenn ein guter Teil des Problems aufgelöst ist. Dann erst sind Affirmationen eine wirksame Hilfe, um sich besser zu fühlen, sich voller Energie auf das Ziel hin zu bewegen und den restlichen Stress aufzulösen.

Dieses ›Unkraut‹ ist auch der Grund, warum Affirmationen oft nicht das gewünschte Ergebnis bringen. Wenn ich widerstrebende Überzeugungen und Glaubenssätze in mir habe, ist beim Sprechen der Affirmation sofort eine lautlose innere Stimme da: »Ha, das stimmt doch gar nicht! Was redest du denn da.« Das Unterbewusstsein nimmt die Affirmation nicht an. Deshalb sollte erst das Widerstrebende aufgelöst werden, um dann den positiven Impuls zu klopfen.

Manchmal gibt es Widerstand dagegen, die negativen Einstimmungssätze zu sprechen, weil man ja seit Jahren immer wieder gehört hat, man solle positiv denken und sprechen. Grundsätzlich stimmt das natürlich, denn wenn wir das Negative ansprechen und unsere Aufmerksamkeit darauf richten, verstärken wir es in unserem Leben. Hier geht es aber darum, durch den Einstimmungssatz die energetische Blockade zu aktivieren, damit sie durch das Klopfen aufgelöst werden kann. Es ist ausgeschlossen, dass Sie mit dem Klopfen der negativen Sätze das Problem noch verstärken.

Ein Praxis-Beispiel

Wenn der Einstimmungssatz recht allgemein formuliert ist, kann man damit durchaus eine gewisse Wirkung erzielen, beispielsweise mit Sätzen wie: »Auch wenn ich ein ängstlicher Mensch bin, liebe und akzeptiere ich mich voll und ganz«, oder: »Auch wenn ich zu dick bin, liebe und akzeptiere ich mich.« Meist kratzen Sie damit aber nur an der Oberfläche und bewirken keine große energetische Veränderung.

Deswegen ist es sinnvoll, das Problem, das bearbeitet werden soll, in einzelne Aspekte aufzuteilen, um punktueller ansetzen zu können. Je spezifischer die Formulierung ist, mit der Sie klopfen, je genauer Sie das Problem benennen, um das es geht, desto besser wirkt das Klopfen.

Stellen Sie sich vor, wie Sie eine Taschenlampe aus größerem Abstand auf eine große Fläche richten und

param

sie so matt beleuchten. Wenn Sie aber ganz nah herangehen, haben Sie einen gebündelten Lichtstrahl auf einer viel kleineren Fläche und können deshalb auch viel genauer sehen, was da ist.

Bearbeiten Sie einen Aspekt nach dem anderen und gehen möglichst erst dann zum nächsten Aspekt über, wenn Sie den einen vollständig aufgelöst haben. Ich möchte das an einem Beispiel aus meiner Praxis verdeutlichen.

Eine Klientin kam mit einer Flugangst, der sie nur mit so starken Beruhigungsmitteln beikommen konnte, dass sie danach noch Tage benommen war. Nun hatte sie wieder einen Flug gebucht.

Wir hätten mit dem Satz zu klopfen anfangen können: »Auch wenn ich solche Angst habe zu fliegen, liebe und akzeptiere ich mich von ganzem Herzen.« Das hätte eine gewisse Wirkung gezeigt, aber wahrscheinlich nicht ausgereicht, um die Angst vollständig zu beseitigen.

Wirkungsvoller ist es, die verschiedenen Aspekte der Angst zu klopfen. Also bat ich sie, an den Flug zu denken, der in zwei Tagen anstand, sich auf ihre Empfindungen dabei einzustimmen und dann ihre Angst auf der Skala von 0 bis 10 einzuschätzen.

»Ich bin auf 10«, antwortete sie, also die maximale Empfindung.

Nun fragte ich: »Was macht Ihnen beim Fliegen am meisten Angst?«

Sie sagte: »Vor allem, dass ich im Flugzeug eingeschlossen bin. Wenn was passiert, komme ich nicht mehr raus.«

Das ist ein Aspekt des Problems. Wir formulierten dazu den Einstimmungssatz: »Auch wenn ich eine solche

Angst habe, im Flugzeug eingeschlossen zu sein, liebe und akzeptiere ich mich«, und die Kurzform beim Klopfen der Punkte: »Ich habe Angst, eingeschlossen zu sein.«

Als wir mit diesem Satz den Stresswert deutlich reduziert hatten, variierten wir ihn: »Auch wenn ich Angst habe, nicht mehr raus zu kommen, liebe und akzeptiere ich mich«, und die Kurzform: »Meine Angst, nicht mehr raus zu kommen.« Damit klopfte sie, bis der Stresswert auf 0 war.

Dann fragte ich nach weiteren Details ihrer Flugangst. Sie nannte zahlreiche Aspekte wie: die Angst zu fallen, die Angst verletzt zu werden, das Gefühl der absoluten Machtlosigkeit, mangelndes Vertrauen in die Piloten und so weiter. Das alles sind Aspekte ihrer Flugangst. Ich notierte mir, was sie aufzählte, und dann klopften wir Aspekt um Aspekt. Dabei ging der Wert ihrer Flugangst immer weiter nach unten, bis sie etwa nach einer dreiviertel Stunde sagte, dass sie überhaupt keine Angst mehr empfinden würde, wenn sie an ihren Flug in zwei Tagen dächte.

Wir unterhielten uns ein wenig darüber und ganz nebenbei tat sich ein neuer Aspekt auf. Sie befürchtete nämlich, dass der Erfolg, den wir gerade mit EFT erzielt hatten, nicht bis zu ihrem Flug anhalten würde. Auch das ist natürlich ein neuer Teil des Problems. Also klopften wir noch ein paar Runden mit dem Einstimmungssatz: »Auch wenn ich Angst habe, dass die Wirkung von EFT nicht anhält, liebe und akzeptiere ich mich.«

Nach ihrer Rückkehr einige Wochen später rief sie mich an und berichtete freudestrahlend, dass sie sich den ganzen Flug über wohl gefühlt hätte.

Die meisten Probleme haben mehrere Aspekte. Da eine Klopfrunde aber kaum eine Minute dauert, kommt man trotzdem sehr schnell voran. In einer halben Stunde können Sie leicht ein Dutzend und mehr Aspekte auflösen.

In diesem Beispiel habe ich meine Klientin befragt, um die verschiedenen Aspekten ihrer Flugangst herauszufinden. Oft zeigen sich weitere Aspekte eines Problems aber spontan, wenn einem zum Beispiel beim Klopfen Details einfallen, Erinnerungen aufsteigen oder Gefühle hochkommen. Seien Sie für diese Signale offen. Auf diese Weise hilft Ihnen Ihr Unbewusstes, mit dem Klopfen erfolgreich zu sein.

Manchmal treten auch körperliche Empfindungen auf, wie Druck im Magen oder Enge im Hals. Auch das sind neue Aspekte, die wir wie gewohnt mit EFT behandeln. Hier ein Beispiel: »Auch wenn ich jetzt ein komisches Gefühl im Bauch habe, liebe ich mich von ganzem Herzen.«

Bei jeder Klopfrunde kommt Energie ins Fließen und dadurch kommt das Nächste hoch, was energetisch mit dem Problem zusammenhängt. So wandern wir von einem Aspekt zum nächsten. Wir können es uns wie bei einer Zwiebel vorstellen. Wir lösen die äußerste Schale ab und darunter liegt die nächste, die man erst jetzt sehen kann, weil sie davor verdeckt war. So ist es auch beim Klopfen. Unser Unbewusstes wird meist genau das nach oben holen, was der nächste Schritt ist, um dieses Problem weiter aufzulösen.

Es kann ganz normal sein, dass beim Klopfen auch unangenehme Gefühle und Gedanken hochkommen, die anscheinend gar nichts mit dem Abnehmen zu tun haben. Energetisch sind diese Themen aber verbunden und deswegen zeigen sie sich an dieser Stelle. Machen Sie sich eine Notiz und klopfen Sie weiter. Die Gefühle und Gedanken, die mit dem Übergewicht zusammenhängen, sind oft komplex, und manchmal kommen auch Themen, an die man vielleicht erst gar nicht gedacht hätte. Das hat allerdings auch den großen Vorteil, dass Sie mit dem Klopfen an Ihrem Gewichtsthema sehr wahrscheinlich auch andere Problembereiche, die Ihre Freude und Ihr Wohlgefühl beeinträchtigen, mit auflösen.

Wenn es mal nicht funktioniert

Meist werden Sie die Wirkung von EFT schnell und deutlich merken. In Ausnahmefällen kann die Wirkung auch mal verzögert eintreten. Aber es kann auch vorkommen, dass EFT trotz aller Mühe nichts bewirkt oder nichts zu bewirken scheint.

In sollen Fälle gibt es mehrere Möglichkeiten:

● Trinken Sie genügend Wasser? Ein Mangel an Wasser im Körper kann den energetischen Ausgleich behindern.

● Machen Sie häufiger die Gamuts.

● Möglicherweise haben Sie die eigentliche Ursache des Problems noch nicht gefunden. Kreisen Sie es näher ein, indem Sie sich fragen: »Wie fühle ich mich mit dem Problem? Was macht es mit mir? Woran erinnert es mich?« Das hilft Ihnen, weitere

40

Aspekte zum Klopfen zu finden, die Sie näher an die Hintergründe heranführen.

● Vielleicht haben Sie den Einstimmungssatz zu allgemein formuliert und die Wirkung ist deshalb so unspezifisch, dass sie sich nicht bemerkbar macht. Suchen Sie nach Aspekten Ihres Problems und klopfen damit zielgenauer.

● Bewegen Sie sich zwischendurch: Stehen Sie auf, hüpfen kurz auf und ab, strecken sich, schütteln Arme und Beine und so weiter. Fahren Sie dann mit dem Klopfen fort. Es kann auch hilfreich sein, beim Spazierengehen zu klopfen.

● Stellen Sie sich vor einen Spiegel und sehen sich beim Klopfen in die Augen.

● Es liegt eine psychische Umkehr vor, die Sie zuerst behandeln müssen. Was das ist und wie das geht, lesen Sie jetzt.

Die psychische Umkehr

In der Kinesiologie wird mit einem Muskeltest gearbeitet. Er beruht darauf, dass uns eine positive Aussage gut tut und energetisch stärkt, während eine negative Aussage Stress erzeugt und schwächend wirkt. Diese Reaktion wird mit dem Muskeltest festgestellt.

Roger Callahan entdeckte nun aber, dass der Testmuskel bei manchen Menschen auf positive Aussagen schwach reagierte und bei negativen stark. Dieses

Phänomen nannte er psychische Umkehr (PU). Sie ist Hinweis auf eine energetische Blockade, bei der die Energie in die falsche Richtung läuft. Man ist sozusagen energetisch verkehrt herum gepolt. Eine psychische Umkehr in einem bestimmten Bereich bewirkt, dass sich die betroffene Person zu ihrem Ziel oder ihrer Absicht völlig konträr verhält, sich also selbst immer wieder sabotiert – natürlich ohne es selbst zu bemerken. Die Erfahrung wird dann etwa so zusammengefasst: »Ich kann machen, was ich will, ich habe einfach keinen Erfolg.«

Nehmen wir zum Beispiel eine Frau, die bis jetzt erfolglos versucht hat, zehn Kilo abzunehmen. Wenn sie den Satz spricht: »Ich möchte zehn Kilo abnehmen«, testet ihr Muskel schwach. Es liegt offensichtlich eine psychische Umkehr vor, die ihr Vorhaben abzunehmen energetisch blockiert. Unbewusst wird sie alles Mögliche tun, was das Abnehmen verhindert. Ohne es recht zu bemerken, sabotiert sie ihren Abnehmversuch. Auf einen Muskeltest mit dem Satz: »Ich möchte zunehmen«, wird sie Entsprechend stark, also positiv reagieren. Die psychische Umkehr bewirkt, dass Zunehmen in Harmonie mit ihrem Energiesystem ist.

Wenn wir etwas nicht tun, obwohl wir wissen, dass es uns gut täte, oder sogar etwas tun, obwohl wir wissen, dass es uns nicht gut tut, liegt dem eine psychische Umkehr zugrunde. Auch wenn wir beispielsweise aus Frust oder Angst zuviel essen, obwohl wir abnehmen wollen, ist eine psychische Umkehr die Ursache. Unser Unterbewusstsein liefert uns mit »Frust« oder »Angst« das (scheinbare) Argument, gegen unser erklärtes Ziel zu handeln. Jedes Sabotageprogramm in uns ist auf eine psychische Umkehr zurückzuführen.

Wenn wir den Einstimmungssatz sprechen, wird durch das Klopfen des Handkantenpunktes oder Reiben des sensiblen Punktes die damit verbundene psychische Umkehr angesprochen und (zumindest vorübergehend) aufgelöst. Manchmal reicht das aber nicht aus, weil die psychische Umkehr zu massiv ist. Jede Form von Suchtverhalten, zwanghaften Verhaltensweisen oder chronischen Krankheiten geht auf massive psychische Umkehrungen zurück.

Eine psychische Umkehr sollte vor dem eigentlichen Klopfen behandelt werden, um die Bahn frei zu machen. Lesen Sie die folgenden Sätze aufmerksam und fühlen in sich hinein, mit welchen Sie in Resonanz gehen, was sich durch Zustimmung, aber auch heftige Ablehnung zeigen kann: »Ich doch nicht!« Mit all diesen Sätzen sollten Sie klopfen, bevor Sie Ihre anderen Themen in Verbindung mit dem Abnehmen angehen. Wenn Sie bei einem Satz unsicher sind, sollten Sie ihn auf jeden Fall auch klopfen. Und am besten ist es, wenn Sie einfach jeden dieser Sätze klopfen, denn schaden kann es nicht und Sie sind sicher, nichts zu übersehen.

Machen Sie mit jedem Satz einen normalen Klopfablauf wie beschrieben. Dabei sollen die Sätze nicht weiter variiert werden. Bleiben Sie bei dem einen Einstimmungssatz und seiner Kurzversion. Es ist gut, diese Sätze für eine gewisse Zeit jeden Tag zu klopfen, um sicher zu gehen, dass die psychische Umkehr aufgelöst wird, auch wenn sie vielleicht hartnäckig ist.

Auch wenn ich mich nicht mit all meinen Problemen und Unzulänglichkeiten akzeptieren kann, liebe und akzeptiere ich mich von ganzem Herzen.«

Kurzversion: »Ich kann mich nicht mit meinen Problemen akzeptieren.«

Auch wenn ich meine Essprobleme nicht voll und ganz überwinden kann, liebe und akzeptiere ich mich von ganzem Herzen.«

Kurzversion: »Ich kann meine Essprobleme nicht überwinden.«

» Auch wenn ich meine Essprobleme nicht voll und ganz überwinden will, liebe und akzeptiere ich mich.«

Kurzversion: »Ich will meine Essprobleme nicht überwinden.«

» Auch wenn es für mich nicht sicher ist, meine Essprobleme zu überwinden, liebe und akzeptiere ich mich.«

Kurzversion: »Es ist für mich nicht sicher.«

» Auch wenn ich Angst habe, meine Essprobleme zu überwinden, liebe und akzeptiere ich mich von ganzem Herzen.«

Kurzversion: »Ich habe Angst.«

» Auch wenn ich es nicht verdiene, mein Idealgewicht zu haben, liebe und akzeptiere ich mich.«

Kurzversion: »Ich verdiene es nicht.«

» Auch wenn ich nicht daran glaube, dass ich abnehmen kann, liebe und akzeptiere ich mich von ganzem Herzen.«

Kurzversion: »Ich glaube nicht, dass ich abnehmen kann.«

44

» Auch wenn ich es nicht wert bin, schlank zu sein, liebe und akzeptiere ich mich voll und ganz.«
Kurzversion: »Ich bin es nicht wert, schlank zu sein.«

» Auch wenn ich nicht alles dafür tue, meine Essprobleme zu überwinden, liebe und akzeptiere ich mich von ganzem Herzen.«
Kurzversion: »Ich tue nicht alles dafür.«

» Auch wenn ich mich immer wieder selbst sabotiere, liebe und akzeptiere ich mich von ganzem Herzen.«
Kurzversion: »Ich sabotiere mich selbst.«

» Auch wenn nichts und niemand mir helfen kann, liebe und akzeptiere ich mich.«
Kurzversion: »Nichts und niemand kann mir helfen.«

» Auch wenn ich mir nicht gestatte abzunehmen, liebe und akzeptiere ich mich von ganzem Herzen.«
Kurzversion: »Ich gestatte mir nicht abzunehmen.«

» Auch wenn mir Veränderungen Angst machen, liebe und akzeptiere ich mich.«
Kurzversion: »Veränderungen machen mir Angst.«

Und hier noch ein paar Sätze für den gar nicht so seltenen Fall, dass Sie an EFT zweifeln und Schwierigkeiten haben, an einen Erfolg zu glauben.

» Auch wenn ich im Grunde nicht glaube, dass EFT eine wirksame Methode ist, liebe und akzeptiere ich mich.«
Kurzversion: »Ich glaube nicht an EFT.«

» Auch wenn EFT bei mir sicher nicht funktioniert, liebe und akzeptiere ich mich von ganzem Herzen.«

Kurzversion: »EFT funktioniert bei mir nicht.«

» Auch wenn EFT zu verrückt ist und mir nicht helfen kann, liebe und akzeptiere ich mich.«

Kurzversion: »EFT kann mir nicht helfen.«

Die inneren Muster erforschen

Jetzt beginnt das Abenteuer. Sie kennen die Klopf-routine, wissen, wie Sie Einstimmungssätze formu-lieren, Aspekte aufstöbern und mit psychischen Um-kehrungen umgehen. Das ist das Handwerkszeug des EFT. Jetzt wird es konkret, jetzt ist der Punkt erreicht, wo Sie herausfinden, was wirklich zwischen Ihnen und Ihrer Wunschfigur steht.

Übergewichtigen Menschen wird oft empfohlen, sich im Spiegel zu betrachten, am besten unbekleidet. Jeder, der mit seiner Figur nicht zufrieden ist, weiß, was das für eine Herausforderung ist. Mit unbewussten Vor-gängen ist das nicht anders. Sie sind ja genau deswegen unbewusst, weil wir sie nicht anschauen mögen. Wir haben Angst davor und die Angst nimmt uns die Kraft. Aber das gilt umgekehrt genauso: Wenn wir den Mut aufbringen, der Angst ins Gesicht zu schauen, dann verliert sie ihre Macht über uns und schwindet dahin.

Wenn Sie also bei der Vorstellung, Ihre inne-ren Muster zu erforschen, ein mulmiges Gefühl be-schleicht, dann ist jetzt der richtige Augenblick, das Gelernte anzuwenden. Gehen Sie in dieses mulmige Gefühl ganz bewusst hinein und lassen es frei auf sich wirken. Schätzen Sie es auf der Stress-Skala ein und dann formulieren Sie einen Einstimmungssatz, zum Beispiel: »Auch wenn ich Angst habe, meine inneren Muster anzuschauen, liebe und akzeptiere ich mich von ganzem Herzen.« Während Sie den Satz laut sprechen, klopfen Sie den Handkantenpunkt oder massieren den sensiblen Punkt. Dann klopfen Sie mit einer Kurzform wie: »Meine Angst vor meinen inneren Mustern«, so viele Runden, bis der Stresswert auf 0 oder dicht daran ist.

Jetzt sind Sie gut gerüstet. Vermutlich haben Sie schon einiges versucht, um abzunehmen, bevor Sie dieses Buch in die Hände bekommen haben. Und vermutlich ist es Ihnen wie ein Kampf gegen Windmühlen vorgekommen. Jetzt wissen Sie, woran das liegt. In Ihrem Energiesystem gibt es Blockaden, die sich in mehr oder weniger unbewussten Überzeugungen ausdrücken. Dieses Konglomerat bezeichnen wir als inneres Programm. Während Ihr Wille konkrete Ziele verfolgt, zum Beispiel also ein bestimmtes Gewicht und die damit verbundene Figur zu erreichen, läuft dieses innere Programm Ihren Absichten zuwider und das heißt, ohne es wirklich zu bemerken, sabotieren Sie sich selbst und am Ende stellen Sie fest, dass alles sowieso keinen Sinn hat.

Aber jetzt wissen Sie: Das muss nicht sein. Es geht auch anders. Sie können wieder selbstbestimmt werden. Doch dazu ist es unumgänglich, dass Sie zunächst eine Bestandsaufnahme machen, also die inneren Muster und Blockaden aufspüren und anschauen. Alles, was Sie unglücklich, unzufrieden und unausgeglichen sein lässt, geht auf eine Blockade zurück. Alles, was sich weniger gut als richtig gut anfühlt, beruht auf einem Mangel an Energie, also auf einer energetischen Blockade. Wenn Sie gelangweilt sind, frustriert, angespannt, ängstlich oder von irgendeinem anderen negativen Gefühl beherrscht werden, wenn Sie von negativen Überzeugungen oder Erwartungen niedergedrückt werden oder wenn Sie schlechte Gedanken wie Hass, Neid, Verzweiflung und so weiter entmutigen, steckt eine Blockade dahinter. Und jetzt haben Sie das Werkzeug in der Hand, alle Blockaden zu lösen, die Ihr Leben überschatten.

Wenn Sie also jetzt Ihre inneren Muster untersuchen, um sie später mit EFT aufzulösen, dann übernehmen Sie die Verantwortung für sich und Ihren Körper, dann sind Sie wieder selbstbestimmt. Statt sich hilflos Ihren Problemen ausgeliefert zu fühlen, ermächtigen Sie sich selbst und beginnen, Ihr Leben zu ändern und nach Ihren Wünschen zu gestalten.

Auf Entdeckungstour

Nehmen Sie Papier und Schreibzeug, um alles zu notieren, was Ihnen zu den folgenden Fragen in den Sinn kommt. Beschönigen Sie nichts, wenn Sie Ihre Gedanken und Gefühle aufschreiben. Je ehrlicher Sie sich jetzt anschauen, um so wirksamer und schneller können Sie danach Ihre Probleme mit EFT auflösen. Lassen Sie sich Zeit für diesen Schritt, denn je detaillierter und genauer diese Sammlung wird, um so leichter haben Sie es danach bei der Umsetzung mit EFT.

❶ Warum wollen Sie abnehmen?

Finden Sie sich hässlich oder geht es Ihnen um Ihre Gesundheit? Gibt es jemanden, der Sie drängt, schlanker zu werden? Wollen Sie attraktiver aussehen, um einen Partner oder eine Partnerin zu finden, oder werden Sie vom allgemeinen Schönheitsideal beeinflusst? Wie viel möchten Sie abnehmen? Haben Sie ein Traumgewicht? Wie sehr sind Sie motiviert abzunehmen?

Viele Übergewichtige denken, wenn sie erst einmal schlank sind, würden sie keine Probleme mehr haben. Sie verbinden Schlanksein mit einem paradiesischen Zustand: »Wenn ich erst einmal schlank bin, dann…« Schlanke Menschen haben natürlich auch alle möglichen Herausforderungen im Leben, aber das Dicksein ist ein bequemer Sündenbock, der für alle Probleme herhalten muss.

Wenn Sie nicht von sich aus abnehmen wollen, sondern um jemandem zu gefallen – was Ihnen nicht unbedingt bewusst sein muss –, kann das Klopfen auch einen anderen, überraschenden Effekt haben. Sie fühlen sich danach wohl mit sich selbst, genau so, wie Sie sind. Und Sie sind nicht mehr bereit, sich dem Druck zu beugen, den jemand auf Sie ausübt.

❷ Was denken Sie über Dicke und Dünne?

Was halten Sie von dicken Menschen? Was denken Sie über eine dicke Frau? Was denken Sie über einen dicken Mann? Was halten Sie von schlanken Menschen? Was denken Sie von sich selbst bezüglich Ihres Übergewichts und Ihrer Figur? Welche Eigenschaften haben, Ihrer Meinung nach, dicke Menschen? Wie unterscheiden sich Dicke und Schlanke charakterlich? Verhalten Sie sich mit Ihrem heutigen Gewicht und der Figur anders als damals, als Sie noch schlank waren?

Selbst dicke Menschen verbinden Übergewicht oft mit Maßlosigkeit und glauben, dass Dicke faul und disziplinlos seien. Damit werten sie sich selbst ab. Ihr Selbstwert sinkt und ihre Lebensfreude ist beeinträchtigt.

Im hawaiianischen Schamanismus wird ausdrücklich betont, dass dick oder dünn zu sein an sich mit keiner Wertung verbunden ist, solange eine bestimmte Grenze nicht über- beziehungsweise unterschritten wird. Wesentlich ist die eigene Einstellung und wie man mit seinem Körpergewicht umgeht. Wenn man sich nicht daran hindern lässt, zu tun, was man möchte, ist dick sein neutral.

Wenn wir gegen das Übergewicht ankämpfen, trägt dieser Widerstand dazu bei, dass uns das Fett erhalten bleibt. Um etwas loslassen zu können, muss man Frieden damit schließen.

❸ **Was halten Sie von sich und Ihrem Körper?**

Mögen Sie sich? Was gefällt Ihnen an Ihrem Körper? Was mögen Sie nicht? Was finden Sie hässlich an sich? Welche Eigenschaften lieben Sie an sich? Würde sich daran etwas ändern, wenn Sie schlanker wären? Bewegen Sie sich gerne oder treiben Sie Sport? Was für Kleidung tragen Sie? Was würden Sie gerne tragen, wenn Sie schlanker wären? Vernachlässigen Sie Ihre Kleidung, weil Sie sich zu dick finden?

Hier möchte ich Sie zu einer kleinen Übung ermuntern. Schauen Sie sich unbekleidet im Spiegel an und beobachten, was das in Ihnen auslöst. Schreiben Sie alle diese Bewertungen und Gefühle auf, Sie können später mit EFT daran arbeiten.

❹ Wie ist Ihr Essverhalten?

Was essen und trinken Sie regelmäßig? Wie fühlen Sie sich dabei? Was verbieten Sie sich zu essen? Was verbieten Sie sich, essen es aber trotzdem? Auf was haben Sie Gelüste? Ohne welche Nahrungsmittel können Sie nicht sein? Wie oft essen Sie? Essen Sie, wenn Sie hungrig sind, oder was treibt Sie zum Essen? Können Sie auch etwas stehen lassen oder müssen Sie immer alles aufessen? Was für ein Essverhalten haben Sie als Kind gelernt?

In der Kindheit bekommen wir bestimmte Gewohnheiten vermittelt, die noch lange wirksam sein können, wie den Teller immer aufessen zu müssen oder zu den Mahlzeiten essen zu müssen, auch wenn man nicht hungrig ist. Auch wenn man einem Kind immer Schokolade gibt, wenn es sich wehgetan hat oder traurig ist, lernt es im Laufe der Zeit, sich mit Süßigkeiten zu trösten, und wird das auch später unbewusst tun (ein inneres Muster). Solche Gewohnheiten können recht hartnäckig sein, aber mit EFT lassen sie sich gut auflösen. Auf das Essverhalten gehe ich im Kapitel »Schlank essen« noch ausführlich ein.

❺ Warum sind Sie übergewichtig?

Was denken Sie, warum Sie zu dick sind? Was hat dazu geführt, dass Sie zugenommen haben? Haben Sie früher schon einmal zugenommen und wieder abgenommen? Haben Sie das Gefühl, sich vor etwas schützen zu müssen? Haben Sie das Gefühl, dass Sie das Essen brauchen, wenn Sie wütend oder traurig sind? Haben Sie das Gefühl, dass Sie dick sein müssen?

Antworten Sie auf die folgenden Fragen ganz spontan, ohne lange nachzudenken.

● Ich bin dick, weil...
● Ich brauche das Fett, weil...
● Ich habe zugenommen, als...
● Ich kann nicht abnehmen, weil...

Was bei fast jedem Übergewichtigen eine Rolle spielt, ist das emotionale Essen oder Essen als Ersatz. Viele Menschen essen, wenn sie frustriert sind, überfordert oder traurig. Sie versuchen, die innere Leere mit Essen zu füllen. Sie füllen sich mit Essen, damit sie ihre negativen Gefühle nicht mehr so stark fühlen müssen. Sie betäuben sich. Das ist auch der Grund, warum bei Diäten oder beim Fasten oft alte Gefühle wieder hochkommen. Sie waren vorher schon da, aber sie wurden unter der Oberfläche gehalten, waren sozusagen im Fett gebunkert. Wenn das viele Essen wegfällt, fühlt man wieder deutlicher und intensiver. Auch bei Einsamkeit ist es ein verbreitetes Muster, diese Leere mit Essen zu stopfen, um den Schmerz weniger wahrzunehmen. Das Unterbewusstsein hält das Essen für die bessere Wahl, als den Schmerz zu erleiden.

Eine andere Funktion von Übergewicht ist Schutz. Schutz braucht man vor allem dann, wenn man sich nicht sicher und stark genug fühlt, um mit einer bestimmten Situation umzugehen. Das Fett hält andere

Menschen oder bestimmte Situationen auf Abstand. Ich hatte zum Beispiel eine Klientin, die sich nach einem Missbrauch eine dicke Schutzschicht angegessen hatte, um sich sozusagen dahinter zu verstecken. Viele Frauen nehmen aus Angst vor Intimität zu, um sich unattraktiver zu machen und so aus dem Beziehungsspiel auszusteigen. Mehrere Klienten haben mir schon berichtet, zu viel stürme auf sie ein, als dass sie abnehmen könnten. Sie bräuchten die Fülle, um im stressigen Alltag zu bestehen.

⑥ Was ist das Gute an Ihrem Gewicht?

Welche Vorteile hat es für Sie, dick zu sein? Was für eine Funktion hat Ihr Fett? Wenn Sie wieder schlank wären, was könnte dann geschehen oder sich ändern, was Sie vermeiden wollen?

Die folgende kleine Übung hilft Ihnen, noch mehr Eindrücke zu bekommen.

Schließen Sie die Augen, entspannen sich und fühlen in sich hinein. Stellen Sie sich vor, Sie sind schlank. Bewegen Sie sich durch Ihren Alltag, den Sie jetzt schlank bewältigen. Treffen Sie Freunde und Bekannte, Ihren Partner oder Ihre Partnerin und gehen zu Ihrer Arbeit. Wie fühlen Sie sich bei alledem? Ist etwas schwieriger oder mit mehr Stress verbunden, als wenn Sie dick sind? Nehmen Sie sich selbst in Ihren Gefühlen oder Ihrem Verhalten anders wahr? Was verlieren Sie, wenn Sie abnehmen?

Dr. Carol Look ist eine bekannte EFT-Therapeutin aus England. Sie ist besonders auf Abnehmen und Süchte spezialisiert. Sie berichtet in einem ihrer Artikel über Abnehmen, wie sie auf einem Seminar einer Teilnehmerin die Frage stellte: »Was passierte das letzte Mal, als Sie schlank waren?« Die Teilnehmerin antwortete spontan: »O nein, ich wurde schwanger!« So wurde ihr bewusst, dass ihr Unterbewusstsein sie aus Angst vor einer erneuten Schwangerschaft nicht schlank werden ließ.

Dick zu sein, kann vielerlei Vorteile haben. Das viele Fett hält andere Menschen fern, auch potenzielle Liebhaber/innen, was eben auch ein Vorteil sein kann, wenn man Angst hat. Es wird einem vielleicht nicht so viel abverlangt, als wenn man schlank wäre, oder vielleicht fühlt man sich mit mehr Gewicht mächtiger und hat das Gefühl, dass man mehr gesehen wird.

Fett kann auch Widerstand und Trotz bedeuten, beispielsweise wenn man von seinem Partner immer zum Idealgewicht gedrängt wird und sich deshalb nicht geliebt fühlt.

Natürlich kann das Übergewicht auch mehrere ›positive‹ Funktionen gleichzeitig haben. Da kann man sich leicht vorstellen, wie schwer es sein kann, gegen ein so starkes inneres Programm einfach mit Willenskraft anzugehen.

❼ Haben Sie in der Vergangenheit schwierige oder belastende Erfahrungen gemacht, die im Zusammenhang mit Essen oder Abnehmen stehen?
Gibt es Vorfälle, an die Sie sich noch immer deutlich erinnern können? Wie ging Ihre Familie mit Essen um, was gab es für Gewohnheiten?

Eine Klientin berichtete mir zum Beispiel, dass es zwischen ihren Eltern beim Essen immer zum Streit kam und sie das Essen unglücklich in sich hinein-stopfte, ohne es richtig zu beachten. Eine Freundin er-zählte mir, dass sie die dahingesagte Bemerkung ihrer Großmutter, so dick würde sie nie einen Mann finden, ihr Leben lang verfolgte.

Klopfsequenzen
für alle Fälle

Sie finden hier 15 verschiedene Klopfsequenzen für die häufigsten Probleme beim Abnehmen. Wenn Sie die Sätze lesen und klopfen, achten Sie auf alles, was Ihnen dabei hochkommt – Gefühle oder neue Gedanken –, und notieren es, um es nach der aktuellen Klopfsequenz separat zu klopfen. Schätzen Sie davor den Wert auf der Skala ein.

Es kann sein, dass Ihnen meine Wortwahl manchmal etwas übertrieben erscheint. Meine Erfahrung ist, dass EFT besser ›andockt‹, wenn man die Aussage leicht übertreibt. Wenn Sie also das angesprochene Problem nur in geringerem Maße haben, als es die Formulierung erscheinen lässt, empfehle ich Ihnen, die Klopfsequenz trotzdem zu machen. Sie können aber natürlich auch die von mir vorgegebene Wortwahl Ihren Bedürfnissen und Empfindungen gemäß ändern, ja, das sollten Sie sogar. Betrachten Sie die vorgestellten Klopfsequenzen als Inspiration für Ihre eigenen Sätze.

Bei allen Klopfsequenzen klopfen Sie für den Einstimmungssatz mit zwei Fingern den Handkantenpunkt oder massieren den sensiblen (oder wunden) Punkt auf dem Brustkorb.

Sprechen Sie alle drei Einstimmungssätze. Wie ich bei der Einführung zu EFT erklärt habe, wird der Einstimmungssatz drei Mal wiederholt. Wenn ich allerdings den Einstimmungssatz etwas variiere, werden mehr Facetten angesprochen. Sie können also denselben Satz drei Mal wiederholen, die Wortwahl leicht variieren oder drei verschiedene Sätze sprechen.

Danach klopfen Sie die acht Punkte und sprechen dazu die Kurzform. Auch hier können Sie bei jedem Punkt dieselbe Kurzform wiederholen oder bei jedem Punkt die Kurzform variieren, so wie ich es bei den folgenden Klopfsequenzen mache. Beide Vorgehensweisen sind richtig.

Gewöhnlich müssen Sie mit den negativen Sätzen mehrere Klopfdurchgänge machen, bis der Stresswert deutlich genug gesunken ist.

Dann folgt ein Klopfdurchgang mit einem Satz der Art: »Wie wäre es, wenn...« Das ist eine Variation des Klopfens von positiven Sätzen. Mit: »Aber ich...«, werden die Bedenken angesprochen. Wenn Sie merken, dass Ihnen dieser Durchgang gut tut, können Sie ihn auch mehrmals wiederholen.

Der letzte Klopfdurchgang wird mit der Affirmation gemacht. Auch diese sprechen Sie einmal. Sie hilft Ihnen, sich auf Ihr Ziel auszurichten und den Stresswert noch weiter zu senken.

Denken Sie daran, genügend Wasser zu trinken und je nach Bedarf die Neun-Gamut-Sequenz zwischenzuschalten.

Den Stoffwechsel anregen

Jedem, der abnehmen will, empfehle ich, den Stoffwechsel mit EFT anzuregen. Meist kann man den Unterschied sofort spüren. Oft lässt der Körper danach auch überschüssiges Wasser los oder kalte Hände und Füße werden wärmer.

Fragen Sie sich selbst, wie gut Ihr Stoffwechsel im Moment funktioniert. Antworten Sie intuitiv. Sie müssen nicht lange überlegen. Nennen Sie eine ungefähre Prozentzahl. 20 Prozent ist äußerst lahm, 100 Prozent könnte nicht besser sein. Ich schreibe im Folgenden »*xx*« Prozent, wo Sie Ihre empfundene Prozentzahl einsetzen sollen.

» Auch wenn mein Stoffwechsel nur bei *xx* Prozent ist, liebe und akzeptiere ich mich voll und ganz.«

» Auch wenn mein Stoffwechsel träge und unausgeglichen ist und nur auf *xx* Prozent ist, nehme ich mich trotzdem völlig an, wie ich bin.«

» Auch wenn mein Stoffwechsel langsam und träge ist und nur auf *xx* Prozent, liebe und akzeptiere ich mich von ganzem Herzen und wähle jetzt, meinen Stoffwechsel anzukurbeln.«

AB »Mein Stoffwechsel ist träge und langsam.«
SA »Er läuft nur auf *xx* Prozent.«
MA »Mein Stoffwechsel ist nur bei *xx* Prozent.«
UN »Er ist so träge und langsam.«

UM »Mein unausgeglichener und langsamer Stoffwechsel.«

SB »Mein Stoffwechsel ist langsam und nur bei *xx* Prozent.«

UA »Er läuft nur zu *xx* Prozent.«

AK »Mein langsamer Stoffwechsel.«

AB »Mein Stoffwechsel wird schon etwas schneller.«

SA »Mein Stoffwechsel funktioniert besser und besser.«

MA »Mein Körper lässt alles los, was er nicht braucht.«

UN »Mein Stoffwechsel funktioniert schnell und optimal.«

UM »Ich kann es richtig fühlen, wie gut mein Stoffwechsel angeregt ist.«

SB »Mein Körper lässt mit Leichtigkeit alles los, was nicht perfekt für ihn ist.«

UA »Mein Stoffwechsel unterstützt mich, schlank zu werden.«

AK »Mein Stoffwechsel hilft mir, schlank zu werden.«

param

Wunschgewicht

Vielleicht sind Sie fest entschlossen abzunehmen, können sich aber nicht wirklich vorstellen, schlank zu sein oder Ihr Wunschgewicht tatsächlich zu erreichen. Mit dieser Klopfsequenz erweitern Sie den Bereich Ihres Gewichts, mit dem Sie sich wohl fühlen. Bitte bestimmen Sie zuvor, falls Sie es nicht schon wissen, wie viele Kilos Sie abnehmen wollen. Dafür können Sie entweder das angestrebte Endgewicht oder ein Etappenziel wählen.

» Auch wenn ich mir nicht vorstellen kann, so schlank zu sein, wie ich es möchte, und es mir Angst macht, liebe und akzeptiere ich mich von ganzem Herzen.«

» Auch wenn es sich unsicher und unvertraut anfühlt, wenn ich mir vorstelle, mein Wunschgewicht zu haben, nehme ich mich und meinen Körper ganz und gar an, so wie ich bin.«

» Auch wenn ich mir nicht vorstellen kann, *xx* Kilo zu wiegen, liebe und schätze ich mich mit allem, was mich ausmacht, und ich wähle jetzt, mich mit meinem Wunschgewicht gut zu fühlen.«

AB »Ich kann mir nicht vorstellen, schlank zu sein.«

SA »Ich fühle mich unsicher und ängstlich, wenn ich an mein Wunschgewicht denke.«

MA »Ich kann mir nicht vorstellen, *xx* Kilo zu wiegen.«

UN »Ich weiß nicht, ob das neue Gewicht zu mir passen würde.«

UM »Ich weiß nicht, wie ich mich fühlen würde, wenn ich schlank wäre.«

SB »Ich weiß nicht, wie es sich anfühlt, *xx* Kilo zu wiegen.«

UA »Ich fühle mich unsicher mit meinem Wunschgewicht.«

AK »Ich kann mir nicht vorstellen, schlank zu sein.«

AB »Wie wäre es, wenn es sich richtig gut und vertraut anfühlen würde, schlank zu sein?«

SA »Aber ich kann es mir nicht vorstellen.«

MA »Wie wäre es, wenn ich mich mit *xx* Kilo fantastisch fühlen würde?«

UN »Aber ich weiß nicht, ob es wirklich zu mir passen würde.«

UM »Wie wäre es, wenn ich mich mit meinem neuen Gewicht sicher und gut fühlen würde?«

SB »Aber ich fühle mich unsicher, wenn ich jetzt daran denke.«

UA »Wie wäre es, wenn ich mich jetzt richtig auf mein Wunschgewicht freuen könnte?«

AK »Aber ich kann mir immer noch nicht vorstellen, *xx* Kilo zu wiegen.«

AB »Ich kann es mir mehr und mehr vorstellen, schlank zu sein.«

SA »Es fühlt sich vertraut und sicher an, wenn ich mir vorstelle, *xx* Kilo zu wiegen.«

MA »Ich fühle mich fantastisch mit meinem Wunschgewicht.«

UN »Ich bin mir sicher, dass es zu mir passt.«

UM »Ich fühle mich aufgehoben und sicher mit *xx* Kilo.«

SB »Ich fühle richtiggehend, wie die *xx* Kilo näher kommen.«

UA »Ich fühle mich schon so, als wäre ich schlank.«

AK »Es fühlt sich so gut und vertraut an, *xx* Kilo zu wiegen.«

Sucht und Verlangen nach Essen

Jeder, der ein Essproblemen hat, kennt das drin-
gende Verlangen, bestimmte Dinge zu essen. Wenn
Wörter wie Zucker oder Süßes für Sie nicht passen
sollten, setzen Sie bitte das ein, nach dem Sie Gelüste
haben.

» Auch wenn ich esssüchtig bin und Angst habe,
   nicht genug zu kriegen, liebe und akzeptiere ich
   mich von ganzem Herzen.«
» Auch wenn ich nicht aufhören kann, Süßigkeiten
   zu essen, und meine Gier nicht kontrollieren kann,
   wertschätze und liebe ich mich trotz alledem.«
» Auch wenn ich so einen Hunger auf Zucker habe und nie genug davon kriegen kann, liebe und
   wertschätze ich mich mit all meinen Gefühlen und
   Gedanken, und ich vertraue mir, dass ich lerne, zu
   viel Süßes loszulassen.«

AB »Ich bin süchtig nach Essen.«

SA »Ich bin so versessen auf Süßes.«

MA »Ich kann nie genug Essen bekommen.«

UN »Ich habe immer ein Loch im Bauch, das ich füllen
    muss.«

UM »Ich muss immer essen, wenn ich Essen sehe.«

SB »Ich muss immer essen, wenn ich Essen rieche.«

UA »Ich muss mich mit Essen vollstopfen.«

AK »Ich bin süchtig nach Zucker.«

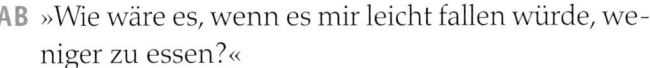
AB »Wie wäre es, wenn es mir leicht fallen würde, weniger zu essen?«

SA »Aber ich bin versessen nach Essen.«

MA »Wie wäre es, wenn ich maßvoll und langsam essen könnte?«

UN »Aber ich muss essen, bis ich fast platze.«

UM »Wie wäre es, wenn ich es genießen könnte?«

SB »Aber ich muss es in mich hineinstopfen.«

UA »Wie wäre es, wenn ich völlig entspannt mit Essen wäre?«

AK »Aber ich kann nie genug davon bekommen.«

AB »Ich kann Essen mehr genießen.«

SA »Ich entspanne mich mehr und mehr mit Essen.«

MA »Ich weiß, es ist immer genug Essen für mich da.«

UN »Ich fühle mich entspannt und zufrieden.«

UM »Es fühlt sich richtig gut an, weniger zu essen.«

SB »Es fühlt sich gut an, dass ich über mein Essen bestimmen kann.«

UA »Es fühlt sich gut an, langsam und weniger zu essen.«

AK »Es fällt mir leicht, kleinere Mahlzeiten zu mir zu nehmen.«

Angst vor Veränderung

Viele Menschen mit Übergewicht denken, dass ihr Leben viel schöner wäre, wenn sie erst einmal abgenommen hätten. Bewusst oder unbewusst haben sie allerdings oft Angst vor den Veränderungen, die das Schlanksein mit sich bringt. Mit dieser Klopfsequenz sprechen wir diese Angst an.

» Auch wenn ich Angst habe, dass zu viele Veränderungen auf mich zukommen, wenn ich schlank bin, liebe und akzeptiere ich mich vollkommen.«

» Auch wenn ich befürchte, dass zu viel auf mich zukommt, wenn ich schlank bin, und ich schutzlos dastehe, nehme ich mich hundertprozentig an, wie ich bin.«

» Auch wenn ich denke, dass sich mein Leben von Grund auf ändern wird, wenn ich schlank bin, und Angst davor habe, liebe ich mich voll und ganz und vertraue fest darauf, dass ich mit allem gut umgehen kann und dass alles gut sein wird.«

AB »Ich habe Angst vor Veränderungen.«

SA »Ich habe Angst, meine Beziehungen verändern sich.«

MA »Ich habe Angst, dass zu viel auf mich einstürmt.«

UN »Ich habe Angst, dass ich schutzlos dastehe.«

UM »Ich habe Angst vor Veränderungen.«

SB »Ich weiß nicht, wie das sein wird, wenn ich schlank bin.«

UA »Ich habe Angst, dass sich dann alles ändert.«

AK »Ich habe Angst abzunehmen.«

AB »Ich vertraue mir, dass ich gut mit allem umgehen kann.«

SA »Ich fühle mich sicher in mir selbst, auch bei Veränderungen.«

MA »Ich bin sicher, dass ich leicht mit allem umgehen kann, was auf mich zukommt.«

UN »Ich fühle mich sicher und ausgeglichen.«

UM »Ich fließe im Fluss des Lebens.«

SB »Ich fühle mich sicher mit mir selbst.«

UA »Ich vertraue darauf, dass alles gut sein wird, wenn ich schlank bin.«

AK »Ich weiß, alles wird gut.«

Schuld und Scham

Fast jeder dicke Mensch fühlt sich schuldig oder schämt sich für sein Übergewicht. Diese negativen Gefühle sich selbst gegenüber motivieren nicht zum Abnehmen, ganz im Gegenteil führt dieser innere Widerstand dazu, dass es sehr viel schwieriger wird abzunehmen. Das Fett schmilzt einfacher und leichter, wenn man sich so akzeptieren kann, wie man ist.

» Auch wenn ich viel zu fett bin und mich deswegen schuldig fühle, nehme ich mich an, wie ich bin, mit allem, was mich ausmacht.«

» Auch wenn ich mich schäme und mich schuldig fühle, dass ich so dick bin, liebe und akzeptiere ich mich und meinen Körper von ganzem Herzen.«

» Auch wenn ich mich dafür verachte, dass ich so dick geworden bin, und mich selbst nicht mehr im Spiegel anschauen kann, schätze ich mich in meinem ganzen Sein und lerne jeden Tag mehr, mich und meinen Körper zu lieben und anzunehmen.«

AB »Ich hasse mich, weil ich so fett bin.«
SA »Ich fühle mich schuldig deswegen.«
MA »Ich schäme mich meines Körpers.«
UN »Ich fühle mich schuldig, dass ich so dick bin.«
UM »Ich verachte mich dafür, dass ich so dick bin.«
SB »Ich hasse und verurteile mich dafür.«
UA »Ich muss mich schämen und schuldig fühlen.«

AK »Ich darf nicht so dick sein, wie ich bin.«

AB »Wie wäre es, wenn ich mich besser akzeptieren könnte?«

SA »Aber ich fühle mich immer noch schuldig, weil ich fett bin.«

MA »Wie wäre es, wenn ich anfangen würde, mich richtig wohl mit mir selbst zu fühlen?«

UN »Aber ich schäme mich und fühle mich schuldig.«

UM »Wie wäre es, wenn ich mich einfach lieben könnte, ob ich dick bin oder nicht?«

SB »Aber wie soll ich mich lieben, solange ich dick bin.«

UA »Wie wäre es, wenn ich mich bedingungslos lieben und schätzen könnte?«

AK »Aber ich verurteile mich noch immer.«

AB »Ich lerne jeden Tag mehr, mich zu akzeptieren, wie ich bin.«

SA »Ich mag mich jeden Tag mehr und mehr.«

MA »Ich schätze mich, auch wenn ich Übergewicht habe.«

UN »Ich fühle mich einfach gut mit mir selbst.«

UM »Ich liebe mich für so viele wunderbare Eigenschaften, die ich habe.«

SB »Ich bin im Moment dick und trotzdem liebe ich mich und bin stolz auf mich.«

UA »Ich finde mich einfach wundervoll und freue mich richtig an mir selbst.«

AK »Ich liebe und akzeptiere mich und meinen Körper, wie ich bin.«

Selbsthass

Klopfen Sie diese Sequenz ausführlich, wenn Sie sich selbst nicht akzeptieren können, sich hässlich fühlen und abfällig über sich reden oder denken, weil Sie Übergewicht haben.

» Auch wenn ich mich hässlich finde und mich hasse, weil ich zu dick bin, liebe und schätze ich mich von ganzem Herzen.«

» Auch wenn ich mich wegen meines Übergewichts verachte und mich am liebsten nicht mehr im Spiegel ansehen würde, weil ich mich so hässlich finde, liebe und akzeptiere ich mich und meinen Körper trotzdem mit allem, was dazu gehört.«

» Auch wenn ich meine Beine und meinen Bauch fett und hässlich finde und nicht ertragen kann, wie ich aussehe, nehme ich mich mit meinem Körper an, so wie ich bin, und öffne mich jetzt dafür, mich neu wertzuschätzen.«

AB »Ich hasse mich, weil ich so fett bin.«

SA »Ich fühle mich so hässlich.«

MA »Ich hasse meinen fetten Körper.«

UN »Ich bin unattraktiv und mag mich nicht.«

UM »Ich kann mich nicht akzeptieren, wie ich bin.«

SB »Ich bin fett und hässlich und will mich am liebsten verstecken.«

UA »Ich sehe aufgedunsen und fett aus.«

70

AK »Ich bin nicht so viel wert wie Schlanke.«

AB »Wie wäre es, wenn ich mich mehr und mehr akzeptieren könnte, wie ich bin?«

SA »Aber ich kann mich nicht lieben, wenn ich dick bin.«

MA »Wie wäre es, wenn ich mich mehr und mehr lieben könnte, wie ich bin?«

UN »Aber ich bin fett und hässlich.«

UM »Wie wäre es, wenn ich mich selbst sanft und liebevoll behandeln würde?«

SB »Aber mit meinem fetten Körper habe ich das nicht verdient.«

UA »Wie wäre es, wenn ich mich wertvoll und glücklich mit mir selbst fühlen würde?«

AK »Aber ich bin weniger wert, weil ich dick bin.«

AB »Ich könnte mir vorstellen, mich zu mögen.«

SA »Ich könnte mir auch vorstellen, meinen Körper zu mögen.«

MA »Ich finde mich gar nicht so schlecht.«

UN »Ich möchte mich mehr um mich kümmern und gut für mich sorgen.«

UM »Ich liebe mich auf jeden Fall, egal wie ich aussehe.«

SB »Ich wähle, jederzeit meine Schönheit zu sehen.«

UA »Ich liebe mich mehr und mehr, und das tut mir gut.«

AK »Ich verdiene es, mich selbst vollkommen zu lieben.«

Frustration und Ungeduld

Wenn Sie das Gefühl haben, dass es nicht so schnell voran geht, wie Sie es möchten, und Sie sich fragen, ob Sie überhaupt abnehmen werden und frustriert und ungeduldig sind, dann klopfen Sie diese Sequenz.

» Auch wenn ich ungeduldig und frustriert bin, liebe und akzeptiere ich mich von ganzem Herzen.«

» Auch wenn ich den Erfolg nicht erwarten kann und es für mich viel zu langsam voran geht, liebe und schätze ich mich mit all meinen Gefühlen und Gedanken.«

» Auch wenn ich frustriert bin und manchmal denke, dass das alles nichts bringt, liebe und akzeptiere ich mich voll und ganz, und ich vertraue mir, dass ich auf einem guten Weg bin.«

AB »Ich bin so ungeduldig.«

SA »Ich bin frustriert, weil ich schon so viel versucht habe.«

MA »Ich kann es nicht erwarten, gut abzunehmen.«

UN »Ich bin frustriert und ungeduldig.«

UM »Ich bin unsicher und denke manchmal, das alles bringt überhaupt nichts.«

SB »Ichkannesnichterwarten,endlichschlankzusein.«

UA »Ich bin frustriert, dass ich so viel tun muss, um abzunehmen.«

AK »Ich nehme viel zu langsam ab.«

AB »Wie wäre es, wenn ich etwas geduldiger wäre?«

SA »Aber ich nehme viel zu langsam ab.«

MA »Wie wäre es, wenn ich mich sicher und entspannt mit meinem Abnehmen fühlen würde?«

UN »Aber ich bin so frustriert.«

UM »Wie wäre es, wenn ich entspannt darauf vertrauen könnte, dass ich gut abnehme?«

SB »Aber ich kann nicht mehr warten und vertraue mir nicht.«

UA »Wie wäre es, wenn ich mir und meinem Körper vollkommen vertrauen würde?«

AK »Aber ich bin ungeduldig und vertraue mir nicht.«

AB »Ich lerne langsam, mir mehr und mehr zu vertrauen.«

SA »Ich schätze mich, auch wenn ich manchmal noch ungeduldig bin.«

MA »Ich fühle mich gut mit meinem Abnehmprogramm.«

UN »Ich sehe jeden Tag mehr und mehr Fortschritte bei meinem Abnehmen.«

UM »Ich bin stolz auf mich, dass ich dabei bleibe.«

SB »Ich schätze mich dafür, dass ich wirklich etwas in meinem Leben verändern möchte.«

UA »Ich bin entspannt, weil ich weiß, dass ich gut abnehme.«

AK »Ich fühle mich sicher und entspannt mit mir und meinem Körper.«

Heißhunger

Wenn Sie einen Anfall von Heißhunger haben und am liebsten den Kühlschrank stürmen und seinen ganzen Inhalt verputzen würden, halten Sie einen Moment inne und klopfen diese Sequenz. Danach dürfte das große Verlangen verschwunden sein. Dann sind Sie auch wieder fähig, in sich hinein zu spüren, ob Sie wirklich etwas essen wollen. Wenn Sie oft Heißhungerattacken haben, klopfen Sie am Besten jeden Tag schon vorbeugend. Wo in der Klopfsequenz »xx« steht, setzen Sie bitte ein, nach was Sie Verlangen haben.

» Auch wenn ich jetzt so einen Heißhunger auf *[...]* habe und *[...]* kaum widerstehen kann, liebe und schätze ich mich von Grund auf.«

» Auch wenn ich dieses Verlangen nach *[...]* habe und es nicht ertrage, wenn ich jetzt kein/e/n *[...]* bekomme, nehme ich mich trotzdem voll und ganz an, wie ich bin.«

» Auch wenn ich diesen tief in mir sitzenden Heißhunger niemals überwinden werde, liebe und akzeptiere ich mich vollkommen und vertraue mir, dass ich einen Weg finde, den Heißhunger loszulassen.«

AB »Ich habe solch einen Heißhunger.«
SA »Ich brauche unbedingt sofort *[...]*.«

MA »Ohne sofort *[...]* zu kriegen, halte ich es nicht aus.«

UN »Ich habe jetzt solch einen Heißhunger.«

UM »Dieses tief in mir sitzende Verlangen nach *[...]*.«

SB »Ich kann *[...]* nicht widerstehen.«

UA »Ich werde meinen Heißhunger niemals überwinden.«

AK »Ich brauche unbedingt sofort *[...]*.«

AB »Wie wäre es, wenn ich *[...]* doch nicht sofort bräuchte?«

SA »Ich muss aber sofort etwas essen, sonst passiert was.«

MA »Wie wäre es, wenn ich mich einfach gut fühlen würde, auch ohne *[...]*?«

UN »Aber ich habe solch einen Heißhunger danach.«

UM »Wie wäre es, wenn ich auch ohne *[...]* satt und zufrieden wäre?«

SB »Aber ich brauche *[...]* jetzt sofort.«

UA »Wie wäre es, wenn ich mich einfach entspannen und an etwas anderes denken könnte?«

AK »Aber ich habe immer noch dieses Verlangen.«

AB »Ich entspanne mich mehr und mehr beim Thema Essen.«

SA »Ich fühle mich einfach gut mit mir selbst.«

MA »Wie schön, dass ich mich satt und zufrieden fühle.«

UN »Ich fühle mich ruhig und ausgeglichen.«

UM »Ich habe alles, was ich brauche.«

SB »Ich bin entspannt und zufrieden mit mir selbst.«

UA »Ich fühle mich ausgeglichen und ruhig.«

AK »Alles ist gut für mich.«

Alles aufessen müssen

Das kennen Sie vielleicht: Sie sind eigentlich schon satt oder sogar etwas mehr als satt und trotzdem fällt es Ihnen schwer, Essen auf dem Teller zu lassen oder den Rest im Topf nicht doch noch aufzuessen. Mit dieser Klopfsequenz gehen Sie dieses Problem an.

» Auch wenn ich kein Essen stehen lassen kann und immer alles aufessen muss, liebe und akzeptiere ich mich voll und ganz, so wie ich bin.«

» Auch wenn ich alle Reste aufessen muss, weil sie mir sonst keine Ruhe lassen, und es wie ein Zwang für mich ist, liebe und akzeptiere ich mich vollkommen.«

» Auch wenn ich meinen Teller immer leer machen muss, obwohl ich keinen Hunger mehr habe, nehme ich mich trotzdem voll und ganz so an, wie ich bin.«

AB »Ich muss alles auf meinem Teller aufessen.«

SA »Ich kann kein Essen stehen lassen.«

MA »Ich fühle mich wie unter Zwang, alles aufzuessen, was auf dem Tisch ist.«

UN »Ich muss einfach alles aufessen.«

UM »Ich habe Angst, nicht genug zu bekommen.«

SB »Und es wäre ja schade um das Essen.«

UA »Ich kann keine Reste auf meinem Teller liegen lassen.«

AK »Ich habe immer Angst, nicht genug zu bekommen.«

AB »Wie wäre es, wenn ich immer mit essen aufhören könnte, wenn ich keinen Hunger mehr verspüre?«

SA »Aber ich muss alles aufessen, was auf meinem Teller liegt.«

MA »Wie wäre es, wenn ich das Essen genießen könnte und aufhören könnte, wenn ich satt bin?«

UN »Aber ich haben diesen Drang, alles aufzuessen.«

UM »Wie wäre es, wenn ich völlig entspannt und glücklich noch einen Rest auf dem Teller liegen lassen könnte?«

SB »Aber ich muss es essen, denn ich habe Angst, dass ich nicht so bald wieder etwas bekomme.«

UA »Wie wäre es, wenn ich jederzeit Essen in der Küche sehen könnte, ohne danach gieren zu müssen?«

AK »Aber ich muss alles essen, was ich sehe.«

AB »Ich erlaube mir, entspannt mit Essen umzugehen.«

SA »Ich fühle mich gut damit, dass ich etwas auf meinem Teller liegen lassen kann.«

MA »Ich werde immer sensibler für mein Hungergefühl.«

UN »Und es fühlt sich gut an, mit dem Essen aufhören zu können, wenn ich satt bin.«

UM »Ich fühle mich ganz entspannt, auch wenn ich noch Reste im Kühlschrank oder im Topf habe.«

SB »Ich weiß, dass immer genug Essen für mich da ist.«

UA »Es ist okay, Essen stehen zu lassen.«

AK »Ich erlaube mir, Essen liegen zu lassen und es wegzuwerfen.«

Negative Gefühle 1

Übergewichtige essen meist deshalb zu viel, um damit die eigenen Gefühle zu verdrängen, zu betäuben und nicht anschauen zu müssen. Das wird ganz treffend als In-sich-hinein-Fressen bezeichnet. Diese Klopfsequenz beschäftigt sich damit. Dabei können unerlöste Emotionen hoch kommen. Schreiben Sie diese auf und klopfen anschließend eine nach der anderen, bis Sie ganz im Gleichgewicht sind.

» Auch wenn ich zuviel esse, um meine Gefühle zu verdrängen, liebe und akzeptiere ich mich voll und ganz, so wie ich bin.«

» Auch wenn ich Essen in mich hineinschlinge, um nicht fühlen zu müssen, liebe und schätze ich mich von ganzem Herzen.«

» Auch wenn ich mich überesse, damit ich vollgestopft bin und nichts anderes fühlen muss, nehme ich mich trotzdem an, wie ich bin, und ich wähle jetzt, dieses Muster aufzulösen, und ich erkenne mich dafür an.«

AB »Ich fresse in mich hinein, um mich nicht zu fühlen.«

SA »Ich fresse in mich hinein, um mich zu betäuben.«

MA »Ich schlinge Essen in mich hinein, um mich nicht zu spüren.«

UN »Ich überesse mich, um mich nicht zeigen zu müssen.«

UM »Ich verstecke mich hinter dem Essen.«

SB »Ich liebe mich nicht, also esse ich.«

UA »Ich fresse in mich hinein, um mich zu beruhigen.«

AK »Ich muss essen, damit ich nicht fühlen muss.«

AB »Wie wäre es, wenn ich meinen Gefühlen erlauben würde, sich auszudrücken?«

SA »Aber das ist zu schmerzhaft für mich.«

MA »Wie wäre es, wenn ich essen und fühlen dürfte?«

UN »Aber ich habe zu viele schmerzhafte Gefühle in mir, die ich verstecken muss.«

UM »Wie wäre es, wenn ich mich frei ausdrücken dürfte?«

SB »Aber ich muss mich verstecken und klein halten.«

UA »Wie wäre es, wenn ich mich frei und unbeschwert fühlen würde?«

AK »Aber ich muss essen, um mich schwer zu fühlen.«

AB »Ich erlaube mir nach und nach, meine Gefühle zu spüren.«

SA »Ich erlaube mir, meine Gefühle auszudrücken.«

MA »Ich fühle, wie gut es mir tut, mich zu fühlen und weniger zu essen.«

UN »Ich fühle mich und spüre mich, und es fühlt sich gut an für mich.«

UM »Ich darf mich ausdrücken, wie ich es möchte.«

SB »Ich erlaube mir, mich zu zeigen, wie ich bin.«

UA »Ich erlaube mir alle Gefühle, schöne und nicht so schöne.«

AK »Ich erlaube mir, alles auszudrücken, was ich fühle, und das fühlt sich gut an.«

Negative Gefühle 2

Mit dieser Klopfsequenz sprechen wir alle möglichen Gefühle an, die wir durch das Essen nicht spüren wollen. Wenn Sie ein bestimmtes Gefühl vermissen, setzen Sie es einfach entsprechend ein.

Auch bei dieser Sequenz können unerlöste Emotionen hoch kommen. Schreiben Sie die auf und klopfen anschließend eine nach der anderen, bis Sie wieder im Gleichgewicht sind.

» Auch wenn ich zu viel esse, weil ich mich nicht liebe und denke, dass ich wertlos bin, liebe und schätze ich mich von ganzem Herzen.«

» Auch wenn ich mich überesse, weil ich traurig und alleine bin und es dann weniger spüre, liebe und akzeptiere ich mich vollkommen, wie ich bin.«

» Auch wenn ich viel zu viel esse, weil ich all die Wut und Frustration in mir spüre, liebe und wertschätze ich mich mit all meinen Gefühlen, und ich vertraue mir, dass ich einen Weg finden werde, sie anders auszudrücken.«

AB »Ich fresse in mich hinein, um mich nicht zu fühlen.«

SA »Ich fresse in mich hinein, wenn mir langweilig ist.«

MA »Ich schlinge Essen in mich hinein, wenn ich sauer und frustriert bin.«

UN »Ich esse zu viel, weil ich mich wertlos fühle.«

UM »Ich esse zu viel, weil all diese Gefühle in mir zu viel für mich sind.«

SB »Ich esse zu viel, weil ich es sonst nicht ertragen kann.«

UA »Diese Frustration, diese Wut, diese Angst, diese Trauer.«

AK »Ich muss essen, dann fühle ich mich nicht mehr traurig und alleine.«

AB »Wie wäre es, wenn ich meine Gefühle frei ausdrücken könnte?«

SA »Aber das wäre zu schmerzhaft für mich.«

MA »Wie wäre es, wenn ich mir erlauben würde, traurig oder wütend zu sein?«

UN »Noch lieber fresse ich in mich hinein.«

UM »Wie wäre es, wenn ich keine Angst vor meinen Gefühlen haben müsste?«

SB »Aber ich will keine schmerzhaften Gefühle haben.«

UA »Wie wäre es, wenn meine Gefühle authentisch aus mir heraus fließen dürften?«

AK »Aber ich habe Angst, dass sie mich überwältigen.«

AB »Ich erlaube mir, alle meine Gefühle zu zeigen.«

SA »Ich kann mit ihnen umgehen, ich habe ja auch EFT.«

MA »Ich erlaube mir, traurig zu sein oder mich alleine zu fühlen.«

UN »Ich lasse alle Gefühle durch mich hindurch fließen.«

UM »Ich fühle mich so lebendig und wach, ich darf wieder fühlen.«

SB »Ich erlaube mir, wütend oder frustriert oder ängstlich zu sein.«

UA »Ich vertraue darauf, dass die Gefühle durch mich hindurch fließen.«

AK »Ich fühle mich lebendiger und ausgeglichener.«

Dicksein als Schutz

Zu viel Fett am Körper wird oft als Schutzpanzer bezeichnet. Bei vielen Menschen mit Essproblemen spielt es tatsächlich eine große Rolle, sich zu schützen.

» Auch wenn ich mich hinter meinem Fett verstecke, liebe und schätze ich mich voll und ganz.«

» Auch wenn ich mich vor der bösen Welt schützen muss, und mich deshalb in eine dicke Fettschicht gepackt habe, nehme ich mich und meinen Körper trotzdem so an und würdige, was der Speck für mich tut.«

» Auch wenn ich das Gefühl habe, dünner schutzlos zu sein, liebe und schätze ich mich und meinen Körper und danke meinem Fett, dass es mich so gut beschützt hat, und bitte es jetzt wieder zu gehen. Ich kann mich jetzt gut selbst schützen.«

AB »Ich verstecke mich hinter meinem Fett.«

SA »Ich brauche das Fett, sonst bin ich schutzlos.«

MA »Ich brauche diese dicke Fettschicht um mich herum.«

UN »Ich muss mich mit dem Fett schützen, sonst habe ich Angst.«

UM »Ich brauche diese Fettschicht, sonst fühle ich mich ausgeliefert.«

SB »Ich fühle mich mit dem Fett geschützt und sicher.«

UA »Ich bekomme Angst, nicht sicher zu sein, wenn ich dünner werde.«

AK »Ich muss mich vor anderen Menschen schützen.«

AB »Wie wäre es, wenn ich mich auch ohne so dick zu sein sicher fühlen würde?«

SA »Aber ich brauche das Fett, sonst bin ich schutzlos.«

MA »Wie wäre es, wenn ich das Übergewicht langsam loslassen könnte und mich trotzdem geschützt fühlen würde?«

UN »Aber ich muss mich mit dem Fett schützen, nur dann fühle ich mich sicher.«

UM »Wie wäre es, wenn ich leicht abnehmen könnte und mich dabei sicher fühlen würde?«

SB »Ich brauche das Fett aber, sonst fühle ich mich nicht sicher.«

UA »Wie wäre es, wenn ich gut für mich sorgen könnte und das Übergewicht nicht mehr bräuchte?«

AK »Aber ich habe Angst, es loszulassen.«

AB »Ich fühle mich immer sicherer und ausgeglichener.«

SA »Ich fühle mich stark und kann mich gut um mich selbst kümmern.«

MA »Ich kann beruhigt meine Fettschicht schmelzen lassen.«

UN »Ich darf mich zeigen, wie ich bin, und ich zeige mich gerne.«

UM »Ich lasse das viele Fett jetzt los.«

SB »Ich fühle mich geschützt und sicher.«

UA »Ich kann sehr gut selbst auf mich aufpassen.«

AK »Ich nehme leicht ab und fühle mich geschützt und sicher.«

Angst vor Beziehungen

Menschen, die schwierige Beziehungen hatten, benutzen das Übergewicht manchmal auch, um sich für das andere Geschlecht unattraktiv zu machen und so neue Beziehungen, Liebe und Sex zu vermeiden. Ich habe diese Klopfsequenz aus der Sicht von Frauen geschrieben, Männer setzen bitte entsprechend »Frauen« ein.

» Auch wenn ich lieber dick bleibe, weil das ein guter Schutz vor neuen Verletzungen ist, liebe und akzeptiere ich mich von ganzem Herzen.«

» Auch wenn ich Angst vor Männern habe und dass es mir wieder das Herz bricht, wenn ich jemanden zu nahe an mich herankommen lasse, nehme ich mich hundertprozentig an, ganz so wie ich bin.«

» Auch wenn mir meine Fettschicht die Männer gut vom Leibe hält, ich damit aber auch nicht glücklich bin, weil ich Sehnsucht nach Liebe habe, liebe und akzeptiere ich mich vollkommen und ich weiß jetzt, dass ich schlank sein darf und mich trotzdem gut schützen kann.«

AB »Mein Fett schützt mich vor der Liebe.«

SA »Ich will dick und unattraktiv sein, denn das schützt mich.«

MA »Wenn ich schlank bin, werde ich verletzt.«

UN »Ich fühle mich zu angreifbar und verletzlich, wenn ich schlank bin.«

UM »Ich bin lieber dick, dann bin ich sicher.«

SB »Ich habe Angst vor Männern und vor der Liebe.«

UA »Ich habe Angst, verletzt zu werden.«

AK »Ich will dick sein, damit ich nicht mehr verletzt werde.«

AB »Wie wäre es, wenn ich mich sicher fühlen würde, ob dick oder schlank?«

SA »Aber ich brauche das Fett noch.«

MA »Wie wäre es, wenn ich schlank wäre und mich trotzdem geschützt und voll in meiner Macht fühlen könnte?«

UN »Aber ich fühle mich so verletzlich, wenn ich schlank bin.«

UM »Wie wäre es, wenn ich mich attraktiv und schön fühlen könnte?«

SB »Aber ich habe Angst vor Männern und vor der Liebe.«

UA »Wie wäre es, wenn ich schlank wäre und die Liebe genießen könnte?«

AK »Aber ich will dick sein, damit ich nicht mehr verletzt werden kann.«

AB »Ich kann mich vielleicht auch schlank sicher fühlen.«

SA »Ich kann vielleicht Liebe erleben und trotzdem schlank sein.«

MA »Ich öffne mich mehr und mehr für meine Liebe zu mir selbst.«

UN »Ich öffne mich dafür, im Leben zu stehen und im Fluss zu sein.«

UM »Ich erlaube mir abzunehmen und mich trotzdem sicher und voller Kraft zu fühlen.«

SB »Ich liebe mich und erlaube mir, meine Kraft zu spüren.«

UA »Ich darf schlank sein und mich dabei geschützt fühlen.«

AK »Ich bin schlank und glücklich und öffne mich für die Liebe.«

Widerstand gegen das Schlanksein

In dieser Klopfsequenz sprechen wir Trotz, Wut und Widerstand gegen das Schönheitsideal an. Das kann bei manchen Übergewichtigen ein wichtiger Aspekt sein, der ambivalente Gefühle zur Folge hat, die das Abnehmen behindern können.

» Auch wenn ich auf gar keinen Fall schlank sein will, weil ich sonst das brave Mädchen / der brave Junge bin und man mich nur mag, wenn ich schlank bin, liebe und akzeptiere ich mich von ganzem Herzen.«

» Auch wenn ich lieber fett bleibe, weil ich so eine Wut im Bauch habe, dass ich nicht gesehen werde, wie ich bin, nehme ich mich mit all meinen Stärken und Schwächen an, wie ich bin.«

» Auch wenn ich mich nicht anpassen und mich irgendeinem Ideal unterwerfen will, liebe und schätze ich mich vollkommen, und ganz egal, was andere Menschen sagen, wähle ich, mich in meiner Haut wohl zu fühlen und mich gut um mich zu sorgen.«

AB »Ich habe so einen Widerstand abzunehmen.«

SA »Ich will mich diesem Schlankheitsideal nicht unterwerfen.«

MA »Ich will nicht, dass man mich nur akzeptiert, wenn ich schlank bin.«

UN »Ich werde nicht gesehen, wie ich wirklich bin.«

UM »Ich fresse lieber, als dass ich abnehme.«

SB »Ich will mich nicht anpassen, deshalb bleibe ich lieber fett.«

UA »Ich bin wütend und frustriert, dass ich nicht gesehen werde, wie ich bin.«

AK »Wenn ich dick bleibe, leiste ich Widerstand.«

AB »Wie wäre es, wenn ich einfach tun würde, was mich gut fühlen lässt?«

SA »Aber ich will nicht schön und schlank sein müssen.«

MA »Wie wäre es, wenn ich mich selbst akzeptiere und liebe, wie ich bin?«

UN »Aber ich fresse lieber in mich hinein.«

UM »Wie wäre es, wenn ich diesen Widerstand loslassen könnte?«

SB »Aber ich will mich trotzdem nicht anpassen.«

UA »Wie wäre es, wenn mir Ideale einfach egal wären und ich in mich hinein fühle, was das Beste für mich ist?«

AK »Aber ich habe trotzdem so einen Widerstand abzunehmen.«

AB »Ich fühle mich immer entspannter und zufriedener mit mir selbst.«

SA »Ich kann den Widerstand mehr und mehr loslassen.«

MA »Ich kann schlank sein und muss mich trotzdem nicht anpassen.«

UN »Ich darf mir erlauben, schlank zu sein.«

UM »Mir ist vor allem wichtig, was ich über mich denke und wie ich mich fühle.«

SB »Ich liebe mich auf jeden Fall, ob ich schlank oder dick bin.«

UA »Ich erlaube mir jetzt, schlank zu werden und zu sein.«

AK »Und das fühlt sich fantastisch für mich an.«

Zweifel am Gelingen

Zweifel sind eine gewöhnliche Begleiterscheinung, mit der sich die inneren Muster gegen Veränderungen wehren. Zweifel schwächen Ihre Motivation und lassen Sie irgendwann auf halbem Wege aufhören. Deshalb achten Sie auf Regungen, die Sie zweifeln lassen und Sie verunsichern wollen, ob sie nun aus Ihnen heraus kommen oder von anderen an Sie herangetragen werden, ob es um Ihre Durchhaltekraft geht oder die Qualität der Methode. Ganz gleich. Reagieren Sie konsequent mit EFT darauf.

» Auch wenn ich nicht sicher bin, ob ich mit dem Klopfen und dem anders Essen wirklich durchhalte, und ich schon oft aufgegeben habe, liebe ich mich und nehme mich vollkommen an, wie ich bin.«

» Auch wenn ich Zweifel habe, ob ich dabei bleibe, selbst wenn mir EFT hilft, liebe und akzeptiere ich mich von ganzem Herzen.«

» Auch wenn ich Rückschläge habe und es mir schwer fällt, mich zu motivieren und zu klopfen und zu überlegen, was ich essen möchte und ich manchmal am liebsten alles wieder bleiben lassen würde, liebe und schätze ich mich trotzdem voll und ganz.«

AB »Ich habe Zweifel, dass ich dabei bleibe.«

SA »Ich klopfe manchmal nicht, obwohl ich weiß, dass mir das gut tut.«

MA »Es fällt mir schwer, dabei zu bleiben.«

UN »Ich bin manchmal überhaupt nicht motiviert.«

UM »Ich weiß nicht, ob EFT das Richtige für mich ist.«

SB »Ich lasse mich so leicht entmutigen.«

UA »Ich kann mir nicht vorstellen, dass ich das durchhalte.«

AK »Ich habe gar keine Lust, mich damit zu beschäftigen.«

AB »Wie wäre es, wenn es einfach normal wäre, Zweifel zu haben?«

SA »Aber mir ist das mit EFT und dem Abnehmen alles zu viel.«

MA »Wie wäre es, wenn ich sanft mit mir umgehen würde und die Zweifel wieder verfliegen würden?«

UN »Aber ich habe einfach keine Lust mehr auf das Ganze.«

UM »Wie wäre es, wenn es mir ganz leicht fallen würde, zu klopfen und mich anders zu ernähren?«

SB »Aber ich habe schon jetzt Lust, lauter fette Sachen zu essen.«

UA »Wie wäre es, wenn ich EFT ganz selbstverständlich immer anwenden würde, wenn ich es brauche?«

AK »Aber ich will mich gerade nicht damit beschäftigen.«

AB »Es fällt mir leichter und leichter, für mich zu klopfen.«

SA »Ich spüre, wie gut es mir tut.«

MA »Ich fühle mich motiviert, denn ich weiß, wofür ich es mache.«

UN »Ich bin stolz auf mich, dass ich manchmal zweifle und trotzdem dabei bleibe.«

UM »Im Grunde ist es ja auch sehr einfach.«

SB »Ich spüre immer wieder, wie gut mir das Klopfen tut.«

UA »Ich freue mich schon darauf, mein Wunschge-wicht zu erreichen.«

AK »Ich liebe mich und bin fest entschlossen, das Bes-te für mich zu tun.«

param.

Tipps für die Praxis

Nun wissen Sie alles, was nötig ist, um mit EFT Ihr Idealgewicht zu erreichen. Sie haben die Klopfsequenz kennen gelernt und mutig Ihre inneren Muster erforscht. Wenn Sie das Klopfen nicht schon beim Lesen ausprobiert haben, dann ist jetzt der Zeitpunkt gekommen, das Gelernte in die Praxis umzusetzen.

In diesem letzten Abschnitt möchte ich Ihnen dazu noch einige hilfreiche Tipps geben. Das Körpergewicht wird von zwei Faktoren bestimmt, der Nahrungsaufnahme und dem Energieverbrauch, oder einfach gesagt, dem Essverhalten und der Bewegung. Beide werden durch das Klopfen positiv beeinflusst, aber es ist hilfreich, diese Aspekte mit wachem Auge zu betrachten.

Ein weiteres großes Thema ist der Flüssigkeitshaushalt. Bei jeglicher Anwendung Energetischer Psychologie ist es besonders wichtig, dass der Körper mit ausreichend Wasser versorgt ist. Das dient einerseits dem Energieausgleich und andererseits dem Ausschwemmen von Giftstoffen.

Schließlich gebe ich Ihnen noch einen einfachen Sechs-Punkte-Plan an die Hand, wie Sie mit EFT beginnen und es in Ihren Lebensalltag integrieren können.

Negative Gefühle beeinflussen unser Leben stark und wenn wir mit EFT arbeiten, ist es gut zu wissen, wie man damit sinnvoll umgeht. Dazu gebe ich einige Beispiele. Mehrere Energiespiele und Wohlfühlübungen runden das Spektrum der Möglichkeiten ab, mit denen Sie gut für sich sorgen können.

Schlank essen!

Wenn Sie nach und nach die emotionalen Ursachen für Ihr Übergewicht auflösen, wird sich auch Ihr Essverhalten ändern, denn was Sie getrieben hat, so viel oder so ungesund zu essen, hat dann keine Macht mehr über Sie. Sie werden sich dem nähern, was ich »natürlich essen« nenne.

Dazu habe ich schon vor vielen Jahren eine interessante Beobachtung gemacht. Ich wohnte damals mit mehreren Leuten zusammen in einem Haus und wir nutzten gemeinsam eine große Küche. Dort trafen wir uns oft und aßen auch gemeinsam. Dabei fiel mir auf, dass sich das Essverhalten der schlanken Frauen und Männer unserer Wohngemeinschaft, für die Essen kein Problemthema war, deutlich von meinem unterschied.

Ich überlegte mir bei jedem Bissen, was ich essen dürfte und was ich mir besser versagen sollte. Die Schlanken dagegen – so nenne ich sie jetzt mal – aßen einfach immer das, worauf sie Lust hatten und was sie gerade anlachte. Während ich mich dazu ermahnte, nicht zu oft zu essen, aßen sie, wann immer sie Lust hatten. Ich fühlte mich beim Essen oft wegen zu vieler Kalorien, zu vielem Fett und so weiter schuldig und zerstreute mich deshalb, indem ich beim Essen alle möglichen Zeitungen las und so gar nicht richtig registrierte, was ich aß. Die Schlanken dagegen genossen ihre Mahlzeiten. Während ich meinen Teller zwanghaft leer essen musste und mir auch immer wieder etwas auftat, solange noch Essen auf dem Tisch stand, ließen sie oft etwas auf ihrem Teller übrig. Manchmal, wenn es ihnen besonders gut schmeckte, aßen sie sehr viel, und manchmal ließen sie eine Mahlzeit ausfallen, was mir natürlich niemals passiert wäre. Ich hatte damals nur wenige Kilos zuviel, aber ich kämpfte schon darum, nicht zuzunehmen, was mich schließlich zu Diäten führte, die mich dann immer dicker werden ließen – bis ich zum Glück EFT kennen lernte.

Diese Unterschiede im Essverhalten fand ich sehr prägnant. Eine Zeit lang versuchte ich deshalb, mein eigenes Essverhalten zu ändern. Einige Elemente des ›schlanken‹ Essverhaltens konnte ich übernehmen, doch insgesamt erwies sich mein altes Programm als recht hartnäckig. Diese Tipps hier werden sich trotzdem als sehr hilfreich erweisen.

Menschen mit Gewichtsproblemen essen anders, weil sie von Ihren inneren Mustern dazu gedrängt werden. Deshalb stellt sich auch nach und nach wieder ein natürliches Essverhalten ein, wenn wir diese Muster auflösen.

Was bedeutet es, natürlich zu essen? Essen Sie, wann immer Sie Hunger haben, und hören auf, wenn

Sie satt sind. Menschen, die fortgesetzt aus emotionalen Gründen essen, verlernen, auf ihr Hunger- oder Sättigungsgefühl zu hören. Der seelische Hunger lässt sie beim Essen öfter zugreifen, als es gut für sie ist, und es fällt ihnen schwer aufzuhören, wenn sie an sich satt sind. Manchen ist es schlichtweg unmöglich, etwas auf dem Teller liegen zu lassen.

Bei schlanken Menschen funktioniert dieser Regelmechanismus automatisch: Wenn ich hungrig bin, esse ich. Wenn ich satt bin, höre ich auf. Ganz einfach. So haben wir es als kleine Kinder alle gemacht und die meisten schlanken Menschen machen es auch als Erwachsene noch so und verschwenden nicht einmal einen Gedanken daran.

Sie können jedoch relativ einfach lernen, Ihr inneres Signal wieder zu spüren, es ist ja noch da, Sie haben es nur lange nicht beachtet. Wenn Sie etwas essen möchten, halten Sie kurz inne und spüren in sich hinein, ob Sie wirklich hungrig sind. Wenn ja, überlegen Sie, worauf Sie Lust haben, wenn nein, warten Sie einfach noch ein bisschen, bis Sie wirklich Hunger verspüren. Wenn Sie keinen Hunger fühlen, können Sie sich fragen: »Was würde ich denn jetzt lieber tun, statt zu essen?« Und genau das machen Sie dann.

Wenn Sie feste Essenszeiten haben, die Ihnen nicht angenehm sind, versuchen Sie, sie zu verlegen, und essen Sie wirklich nur, wenn Sie Hunger haben, egal ob Essenszeit ist.

Bei Verabredungen zum Essen habe ich schon oft erlebt, dass schlanke Menschen sagen: »Jetzt habe ich eigentlich keine Lust zu essen«, und dann auch tatsächlich nichts essen, obwohl es so geplant war, während Menschen mit Übergewicht immer etwas bestellen, ob sie schon etwas gegessen haben oder nicht. Bleiben Sie also Ihrem Gefühl treu.

Wenn Sie den emotionalen Ballast aufgelöst haben, der mit Ihrem Übergewicht zu tun hat, wird es nach einer Weile gar nicht mehr nötig sein, in sich hineinzuspüren, denn Sie bemerken dann auch so ganz deutlich, ob Sie hungrig oder satt sind. Außerdem macht es viel mehr Freude zu essen, wenn man ein richtiges Hungergefühl verspürt.

Natürlich geht es auch schlanken Menschen manchmal so, dass sie über die Stränge schlagen und zu viel essen, einfach weil es so gut schmeckt. Weil aber ihr inneres Programm »schlank« ist, werden sie das in den folgenden Tagen automatisch wieder ausgleichen. Bei jemandem mit einem »dicken« Programm ist das nicht so, weil er gewohnheitsmäßig das Sättigungsgefühl übergeht.

Wenn Sie sich anfangs in Aufmerksamkeit üben und beim Essen in sich hineinspüren, vermeiden Sie es, zu viel zu essen. Es hat aber noch einen wunderbaren Nebeneffekt: Sie genießen das Essen viel mehr, als wenn Sie es aus emotionalen Gründen in sich hineinstopfen. Dabei ist der Geschmack ja auch eher unwichtig, denn es geht um das körperliche Gefühl, »erfüllt« zu sein. Wenn Sie wieder lernen, aufmerksam zu essen, riecht und schmeckt es besser und Sie erfreuen sich an Ihrem Essen.

Essen Sie, was Sie wollen

»Ich soll essen, worauf ich Lust habe? Dann würde ich nur noch Sahnenudeln und Schokolade essen.«

Ja, es klingt erst einmal verrückt, aber ich versichere Ihnen, dass es sehr wahrscheinlich nicht so kommen wird, wie Sie jetzt noch befürchten.

Warum haben Sie so unglaubliche Lust auf bestimmte Nahrungsmittel? Es ist sehr wahrscheinlich, dass sie eine bestimmte emotionale Funktion bei Ihnen erfüllen. Zum Beispiel sind Süßigkeiten als Seelentröster bekannt. Wenn Sie merken, dass Sie immer wieder nach einem bestimmten Nahrungsmittel gieren, wenden Sie EFT auf dieses Verlangen an, dann wird sich Ihre Sucht danach auflösen und Sie werden frei davon.

Der zweite Punkt, warum Sie bestimmtem Essen nicht widerstehen können, ist vielleicht, dass Sie es sich selbst rationiert oder komplett verboten haben. Sie erlauben sich aus irgendwelchen Gründen nicht, es zu essen, vielleicht weil es Ihrer Meinung nach zu viel Fett oder Zucker enthält. Tatsache ist jedoch, dass solche Verbote das Verlangen erst richtig anfeuern.

Essen Sie deshalb genau das, worauf Sie gerade so richtig Appetit haben, ob es nun Pralinen oder Karotten sind. Ihre Bedenken, dass Sie nur zu Fettem, Süßem oder Ungesundem greifen werden, sind völlig unnötig. Weil Sie auf diese Weise Ihr Lieblingsessen immer essen können, wenn Sie es wollen, brauchen Sie nicht mehr ständig daran zu denken und danach zu gieren.

Aber beachten Sie die Regel, sich immer erst zu fragen, bevor Sie etwas essen, ob Sie wirklich Lust darauf haben. Vermutlich kennen Sie das, dass Sie wie ferngesteuert an den Kühlschrank gehen und sich etwas herausnehmen, was Sie dort gebunkert haben.

Wenn Sie aber zunächst in sich hinein spüren, werden Sie mit der Zeit immer besser benennen können, was Sie wirklich essen möchten und was Sie glücklich und zufrieden macht. Das wird dann manchmal aus Gewohnheit noch die Mousse-au-chocolat sein, aber Sie werden feststellen, dass Sie gar nicht mehr so oft Lust darauf haben.

Das Essen dient dem Zweck, den Körper mit den Stoffen zu versorgen, die er benötigt. Wenn wir in uns hineinhorchen, worauf wir Hunger haben, hören wir auf unseren Körper. Mit der Lust auf bestimmte Nahrungsmittel zeigt er uns, woran er gerade Bedarf hat, wie wir ihn auf bestmöglichste Weise mit der nötigen Energie und den verbrauchten Nährstoffen versorgen können.

Ich erinnere mich, das ich zu Beginn meiner Schwangerschaft, als ich noch gar nicht von ihr wusste, mit unglaublichem Appetit jeden Tag eine Schüssel grünen Salat aß. Mein Körper sagte mir deutlich: »Das brauche ich«, und sorgte dafür, dass es mir außerordentlich gut schmeckte.

Probieren Sie es aus. Vertrauen Sie Ihrem Gefühl. Sie brauchen nur den Entschluss, aufmerksam zu sein, und ein bisschen Vertrauen in sich selbst. Nach und nach werden Sie sich beim Thema Essen entspannen und nicht mehr verrückt machen lassen, was Sie denn jetzt essen dürfen und was nicht. Überhören Sie alle Ratschläge der Medien und der Industrie. Es gibt wohl kein Nahrungsmittel, zu dem es nicht schon positive wie negative Empfehlungen gegeben hätte. Wenn man darauf hört, weiß man am Ende überhaupt nicht mehr, was man essen soll. Hören Sie lieber auf die innere Weisheit Ihres Körpers, auf Ihre Intuition, die am Besten weiß, was gut für Sie ist.

Genießen Sie Ihr Essen

Viele Menschen mit Übergewicht essen unbewusst. Sie schaufeln das Essen geradezu in sich hinein und haben dabei gewöhnlich ein schlechtes Gewissen, was der Grund ist, warum sie nicht bewusst essen. Dieser Vorgang dient auch weniger der Nahrungsaufnahme und dem damit verbundenen Genuss. Vielmehr läuft unbemerkt ein inneres Programm ab, das uns veranlasst, Essen in uns hineinzustopfen. Um diesen unnatürlichen und ungesunden Vorgang besser verdrängen zu können, wird dabei gern ferngesehen oder gelesen. Schlanke Menschen dagegen sehen, riechen und schmecken, was sie sich gerade in den Mund stecken. Und sie genießen ihr Essen.

Genießen Sie jeden Bissen mit all Ihren Sinnen und fühlen Sie, wie gut Ihnen das tut. Lieben Sie das Essen auf Ihrem Teller und seien Sie dankbar für diesen wunderbaren Genuss. Denken Sie daran, was für ein Fest dieses Essen für Ihren Körper bedeutet und wie jede Zelle mit purer Energie versorgt wird.

Lassen Sie sich beim Essen Zeit. Essen Sie langsam und bewusst. Nur so bekommen Sie mit, wie Sie satt werden. Machen Sie zwischendurch auch kleine Pausen. Es dauert eine Weile, bis die aufgenommene Nahrung ein Sättigungsgefühl auslöst. Warten Sie, bevor Sie sich Nachschlag holen, damit das Sättigungsgefühl in Ihrem Kopf ankommen kann und Sie merken, ob Ihr Körper wirklich noch mehr Essen benötigt. Hören Sie zu essen auf, wenn Sie satt sind, und lassen den Rest stehen. Sie müssen nicht auf Vorrat essen. Sie müssen auch nicht befürchten, dass Ihnen etwas entgeht, denn Sie können dasselbe jederzeit wieder essen, wenn Sie möchten.

Diese Vorschläge werden Ihnen auch dann gute Dienste leisten, wenn Sie noch nicht mit EFT angefangen haben. Sie entspannen sich beim Thema Essen und gewinnen dadurch bedeutend mehr Lebensqualität und Freude.

Der Text auf der nächsten Seite soll Sie inspirieren und dem erwünschten emotionalen Zustand nahe bringen. Lesen Sie ihn langsam und fühlen jeden Satz, jedes Wort. Wenn Sie mögen, können Sie dabei auch die acht Klopfpunkte klopfen. Das steigert Ihre positive Energie. Und wenn der Text Widerstand bei Ihnen auslöst? Dann bearbeiten Sie diesen Widerstand mit EFT.

Ich liebe es zu essen.
Diese Fülle an wunderbaren Nahrungsmitteln,
die es überall gibt.
Ich liebe frische, saftige Früchte:
Mangos, Bananen, Äpfel.
Ich liebe frisches, knackiges Gemüse und Salat.
Ich spüre, wie meine Zellen vor Freude jauchzen,
wenn ich diese Nahrung voller Sonnenenergie
zu mir nehme.
Wie flüssige Energie fließt sie durch meinen Körper
und macht mich stark und glücklich.
Ich bin dankbar,
dass mir so viel köstliches Essen
zur Verfügung steht,
und es macht mir Freude,
es so zuzubereiten, wie ich es liebe.
Ich danke meinem Körper,
dass er mir so genau mitteilt,
was er mag und braucht.
Ich vertraue darauf, dass er genau weiß,
welches Essen gut für mich ist.
Es fällt mir leicht,
nur zu essen, wenn ich Hunger habe,
und es fühlt sich gut an,
einfach mit dem Essen aufzuhören,
wenn ich satt bin.
Ich genieße es,
dass ich mich so gut um mich kümmere
und für meine Bedürfnisse sorge.
Ich liebe meinen Körper und gebe ihm das Beste.
Das ist ein fantastisches Gefühl.

Die Sieben-von-zehn-Methode

Wenn Sie EFT schon ausprobiert haben, kennen Sie den Stresswert, mit dem wir die Stärke eines Problems einschätzen. Diesen Schätzwert können Sie auch verwenden, um Ihr Essverhalten zu verbessern. Diese Methode ist ein Spiel, das Ihnen hilft, den Automatismus des Essens wieder bewusst zu machen und zum Genuss zurückzufinden. Essen sollte schließlich richtig Spaß machen.

Es ist ganz einfach: Jedes Mal, wenn Sie etwas essen, fragen Sie sich kurz, wie sehr Sie diesen Bissen jetzt genießen und wie gut er Ihnen schmeckt. Dabei haben wir unsere Skala von 0, völlig ungenießbar, bis 10, hervorragend, ausgesprochen lecker. Eine 7 bedeutet also, dass es sehr gut schmeckt und man wirklich Lust hat, diesen Bissen zu essen. Wenn Ihr Schätzwert nicht mindestens 7 ist, lassen Sie das Essen stehen, denn es bringt Ihnen ja keinen wirklichen Genuss. Warum sollte man etwas schlucken, was nur die Note 5 hat, also mittelmäßig ist? Lassen Sie es doch lieber stehen und bereiten sich etwas anderes zu, das Sie richtig genießen können.

Wasser

Es gibt einen Punkt, bei dem Sie sich nicht nach Ihrem Empfinden richten sollten. Trinken Sie reichlich gutes Wasser. Keine Erfrischungsgetränke. Keine Tees. Keine sonstigen Flüssigkeiten. Sondern frisches reines Wasser. Und zwar stilles Wasser. Kein mit Kohlensäure versetztes Wasser, denn Säure soll ja aus dem Körper abgeleitet werden. Oft hat man Lust auf Obst, aber wenn man genauer in sich hineinspürt, ist es eigentlich Durst. Trinken Sie zwei bis drei Liter am Tag, vor allem, wenn Sie regelmäßig Kaffee trinken. Viel Wasser zu trinken, hilft beim Abnehmen. Wenn man zu wenig trinkt, hat der Körper Schwierigkeiten, das Fett loszulassen.

Bewegung

Alle Welt erzählt uns, Bewegung und Sport machen fit, schön und schlank. Aber wenn man etwas mehr auf den Rippen hat, kann es manchmal ganz schön schwer sein, sich in Bewegung zu setzen. Viele, auch Schlanke denken, zum Sport müsse man sich mühsam disziplinieren und das Fitness-Studio sei ein Ort des Leidens, an dem man ohne Durchhaltekraft gnadenlos untergeht. Nicht umsonst gibt es Volksweisheiten wie: »Ohne Schweiß kein Preis«, oder:

»Wer schön sein will, muss leiden.« Das sind nicht gerade angenehme Assoziationen für jemanden, der mit Sport beginnen will.

Wenn man nur widerwillig Sport treibt, um endlich abzunehmen, wird man natürlich auch wenig Spaß daran finden. Wenn man sich zu etwas zwingen muss, kämpft man ständig gegen einen inneren Widerstand an, ganz gleich, wie segensreich die Auswirkungen auch sein mögen.

Ein zweites Hindernis ist die Fitness-Welle, die wir in den letzten Jahren erlebt haben. Das klingt zunächst vielleicht paradox, aber in den Medien sehen wir praktisch nur noch schlanke und muskulöse junge Menschen, die Sport treiben. Dieses propagierte Idealbild ist eine große Belastung, wenn man ihm selbst nicht entspricht. Man schämt sich seines Körpers noch mehr und möchte sich nicht als sportlichen Versager zeigen, der man ja sein muss, weil man dick ist. Dadurch kostet es noch mehr Überwindung, überhaupt mit Sport anzufangen, und man bleibt lieber weiter zuhause auf der Couch.

Doch es gibt Möglichkeiten, diesen Widerstand zu umgehen und Sport von einer anderen Seite zu sehen. Denken Sie an die Zeit zurück, als Sie noch ein Kind waren, und versuchen Sie, sich zu erinnern, wie Sie damals Ihre Nachmittage verbracht haben. Wahrscheinlich waren Sie viel unterwegs, haben sich viel bewegt, ohne groß darüber nachzudenken, und haben einfach gemacht, was sich gut anfühlte. Sie sind gerannt, wenn Ihnen danach war, haben Purzelbäume geschlagen, sind Bäume hochgeklettert, einfach weil es Spaß gemacht hat, und Sie sind schnell Rad gefahren, weil es ein gutes Gefühl war, den Wind zu spüren.

Wäre es nicht schön, sich heute auf genauso natürliche Weise zu bewegen? Ganz ohne Druck und Leistungszwang. Und wäre es nicht auch schön, deutlicher zu spüren, welche Art von Bewegung gut tun würde und Freude macht? Jeder Mensch bewegt sich im Grunde gern, manche haben nur verlernt, wie wohltuend es ist und wie viel Spaß es machen kann. Das fängt oft schon in der Schulzeit an.

Sich mehr zu bewegen, hat viele Vorteile. Sie fühlen sich richtig gut. Es macht Freude, aktiv zu sein. Sie fühlen sich tatkräftiger und lebendiger. In mehreren Studien ist sogar herausgefunden worden, dass depressive Menschen oft die Einnahme von Antidepressiva reduzieren konnten, nachdem sie ein regelmäßiges Lauftraining begonnen hatten.

Sie aktivieren Ihren Körper und bewegen ihn, das erhält ihn funktionsfähig und er wird leistungsfähiger. Der Körper braucht Anreize und muss gefordert werden, um gut arbeiten zu können. Wenn Muskeln nicht bewegt werden, verlieren sie mit der Zeit an Masse. Außerdem verbrauchen Sie zusätzlich Energie, wenn Sie sich bewegen, und nehmen dadurch schneller ab.

Sie regen Ihren Stoffwechsel an. Noch Stunden, nachdem Sie Sport getrieben haben, ist der Grundumsatz (der Energieverbrauch Ihres Körpers im Ruhezustand) erhöht. Außerdem bauen Sie Muskelmasse auf und auch das erhöht den Grundumsatz, weil Muskelzellen im Ruhezustand mehr Energie als Fettzellen verbrauchen.

Es kann sehr viel Freude machen, mit anderen Menschen zusammen Sport zu treiben, nicht nur in einer Organisation oder im Verein, man kann sich auch einfach mit Freunden treffen, um gemeinsam etwas zu unternehmen.

Und schließlich können Sie sich auch leichter entspannen. Nach einer Phase der Aktivität ist es sehr viel einfacher, in eine wohltuende Entspannung zu kommen.

Am Besten unterstützen Sie Ihr Abnehmen, wenn Sie sich mehrmals die Woche für mindestens zwanzig Minuten so bewegen, dass Sie leicht außer Atem kommen. Nur ein wenig, wenn Sie nach Luft schnappen, ist es schon zu viel. Sie sollten sich dabei noch gut unterhalten können. Achten Sie auch darauf, dass Sie Ihre Bänder und Sehnen nicht zu sehr belasten. Leichte Ausdauersportarten wie Rad fahren, Gehen und Schwimmen sind für jedes Gewicht ideal.

Alles, was ihre Muskeln bewegt und Ihre Atmung vertieft, ist hilfreich und nützlich für Ihren Körper und Ihre Seele und unterstützt Ihr Abnehmen. Lassen Sie sich von den folgenden Vorschlägen inspirieren, die Ihnen das Anfangen erleichtern können.

Wie wäre es, wenn Sie Ihren Sport nicht nach Fitness- oder sonstigen äußeren Wahlmöglichkeiten aussuchen würden, sondern danach, was Ihnen mehr Freude bringt und damit Ihre Lebensqualität erhöht?

Was würde Ihnen am meisten Freude machen? Lieben Sie es, in der Natur zu sein und Pflanzen und Tiere zu beobachten, fühlen sich aber nicht fit genug, um große Bergwanderungen zu machen? Dann fangen Sie mit kleinen Spaziergängen an und zwar nicht, um ein Ziel zu erreichen, sondern einfach aus Freude daran, unterwegs zu sein.

Würden Sie gerne öfter tanzen gehen, trauen sich aber nicht? Tanzen Sie stattdessen daheim, stellen Sie sich Ihre Lieblingsmusik an und tanzen wild und ausgelassen, so lange Sie Lust haben. Tanzen bringt Ihren Körper in Schwung und macht richtiggehend euphorisch. Das macht nicht nur alleine Spaß. Laden Sie jemanden dazu ein.

Spielen Sie Fangen mit Ihren Kindern, springen Sie auf dem Mini-Trampolin, spielen Sie Federball oder tollen Sie mit Ihrem Hund durch die Wiese. Dehnen Sie genüsslich Ihren Körper in alle Richtungen, während Sie fernsehen. Fahren Sie mit dem Fahrrad statt dem Auto, um Ihre Besorgungen zu erledigen.

Das alles sind nur kleine Ratschläge, die Sie in Bewegung bringen, ohne viel Aufwand zu erfordern. Trotzdem werden sie sich schnell bemerkbar machen, weil Sie sich wohler und lebendiger fühlen und sich mehr und mehr als jemanden erleben, der aktiv und tatkräftig ist.

Nehmen Sie sich Zeit für das, was Ihnen gut tut, und lassen Sie den Ehrgeiz anfangs draußen vor. Ein zu ambitioniertes Vorhaben entmutigt letzten Endes nur, wenn man es nicht durchhält. Wenn Sie Lust auf mehr Sport haben, dann steigern Sie Ihr Bewegungspensum langsam und allmählich, so wie es Ihnen gut tut.

Vielleicht haben Sie auch Lust, sich nicht nur zu bewegen, sondern etwas Neues dabei zu lernen? Lassen Sie sich auch hier davon leiten, was Ihnen Spaß machen würde. Wenn Sie keine Ideen haben, blättern

Sie durch das Sportangebot Ihrer Volkshochschule, um sich inspirieren zu lassen. Vielleicht wäre Yoga oder Kung Fu etwas für Sie. Ein Bauchtanz- oder Flamenco-Kurs könnte interessant sein. Wenn Sie gerne am Wasser sind, warum nicht einen Segelkurs belegen?

Hier noch zwei Klopfsequenzen zu diesem Thema. Klopfen Sie die Sequenzen auf die bekannte Weise.

Widerstand gegen Sport

» Auch wenn ich mich nicht dazu bringen kann, mich zu bewegen und Sport zu treiben, liebe und akzeptiere ich mich, wie ich bin.«

» Auch wenn ich so viel Widerstand dagegen habe, Sport zu treiben, und mich nicht dazu aufraffen kann, weil es zu schwierig für mich ist, liebe und schätze ich mich von ganzem Herzen.«

» Auch wenn es mir schwer fällt, Sport zu treiben, und es sicher wahnsinnig anstrengend ist, nehme ich mich mit meinem Körper, meinen Gefühlen und Gedanken völlig an.«

AB »Ich kann mich einfach nicht zum Sport aufraffen.«

SA »Ich kann mir nicht vorstellen, Sport zu machen.«

MA »Sport ist so anstrengend und mühsam.«

UN »Und ich habe schon so lange keinen Sport mehr gemacht.«

UM »Es ist so schwierig, in die Gänge zu kommen.«

SB »Ich habe so viel Widerstand dagegen.«

UA »Ich bin zu träge und zu faul.«

AK »Ich habe Angst, beim Sport zu versagen.«

111

AB »Aber wie wäre es, wenn es mir leicht fallen würde anzufangen?«

SA »Wie wäre es, wenn es gar nicht so anstrengend wäre?«

MA »Wie wäre es, wenn es sogar Spaß machen würde?«

UN »Wie wäre es, wenn ich so richtig Freude daran hätte?«

UM »Wie wäre es, wenn ich ganz leicht etwas finden würde, was mir wirklich Freude macht?«

SB »Wie wäre es, wenn ich mich entscheiden würde, gleich morgen damit anzufangen?«

UA »Wie wäre es, wenn dadurch mein ganzer Körper straffer und leichter würde?«

AK »Wie wäre es, wenn ich mich richtig gerne bewegen würde?«

AB »Es macht mir Spaß, mich mehr und mehr zu bewegen.«

SA »Ich fühle mich dabei richtig gut in meinem Körper.«

MA »Ich fühle mich fit und aktiv.«

UN »Und es fällt mir leicht, mehrmals die Woche Sport zu machen.«

UM »Ich nehme mir die Zeit dafür und fühle mich fantastisch dabei.«

SB »Ich fühle mich richtig lebendig und fröhlich.«

UA »Ich merke, wie gut es meinem Körper tut.«

AK »Und ich liebe mich dafür, dass ich mir das gönne.«

Sich beim Sport schämen

» Auch wenn ich mich nicht traue, meinen Lieblingssport auszuüben, weil ich zu dick bin und es schlecht aussieht, liebe und wertschätze ich mich und meinen Körper.«

» Auch wenn ich mich meines Körpers schäme, vor allem wenn ich Sport mache, liebe und akzeptiere ich mich, wie ich bin und wähle, mich sanfter und liebevoller zu betrachten.«

» Auch wenn ich so viel Widerstand habe, meinen Körper beim Sport zu zeigen, liebe und akzeptiere ich mich und meinen Körper ganz und gar und vertraue mir, dass ich einen Weg finde, diesen Widerstand in meinem Tempo aufzulösen.«

AB »Ich bin einfach zu dick, um Sport zu machen.«

SA »Ich schäme mich all dieser Schwabbelstellen.«

MA »Es sieht furchtbar aus, wenn ich Sport mache.«

UN »Ich habe Angst, dass die anderen mich auslachen.«

UM »Ich fühle mich fett und unsportlich.«

SB »Ich habe Angst, beim Sport zu versagen.«

UA »Ich traue mich einfach nicht, Sport zu machen.«

AK »Ich habe Angst davor, mich zu zeigen.«

AB »Aber wie wäre es, wenn ich mich trotzdem trauen würde?«

SA »Wie wäre es, wenn bewegen sich so gut anfühlen würde, dass es gar nicht mehr so wichtig wäre, was die anderen zu meiner Figur sagen?«

MA »Wie wäre es, wenn sich mein Körper besser und besser anfühlen würde?«

UN »Und es mir mehr und mehr egal ist, wie ich dabei aussehe?«

UM »Wie wäre es, wenn ich richtig Spaß beim Sport hätte?«

SB »Wie wäre es, wenn ich dabei leichter abnehmen würde?«

UA »Wie wäre es, wenn ich meinen Körper immer besser akzeptieren würde?«

AK »Wie wäre es, wenn ich sogar richtig stolz auf meinen Körper sein könnte?«

AB »Es fühlt sich so gut an, wenn ich mich bewege.«

SA »Ich kann meinen Körper richtig genießen.«

MA »Es ist mir jetzt nur noch wichtig, wie ich mich sehe.«

UN »Und ich gönne es mir, mich zu bewegen, wie es mir gut tut.«

UM »Mein ganzer Körper ist lebendig und voller Energie.«

SB »Ich spüre richtiggehend, wie meine Zellen voller Lebenskraft pulsieren.«

UA »Und das fühlt sich so gut an.«

AK »Ich genieße von ganzem Herzen meinen Körper und meine Energie.«

Fühlen Sie sich zur Inspiration in den folgenden Text hinein. Wenn Sie die Wirkung verstärken wollen, können Sie dazu die acht Punkte klopfen.

Ich liebe es, mich zu bewegen.

Ich liebe es,
meinen Körper lebendig und frei zu spüren
und dabei in der freien Natur zu sein.

Ich fühle mich so stark und fröhlich,
wenn ich mich bewege,
und ich freue mich darüber,
dass es mir so leicht fällt.

Ich liebe es, spazieren zu gehen,
die frische Luft einzuatmen
und zu spüren,
wie meine Beine kräftig voranschreiten.

Ich liebe es,
zu rennen und zu spielen
und zu spüren,
wie mein Körper vor Energie
und Lebensfreude pulsiert.

Es fühlt sich fantastisch an,
dass meine Muskeln stärker werden,
mein Bauch flacher
und mein ganzer Körper
so gut durchblutet wird.

Und es macht Spaß,
in Bewegung und aktiv zu sein.

Ich fühle mich gut mit mir selbst,
ich fühle mich schlank und lebendig.

Wie fange ich nun an?

Nachdem ich Ihnen die Grundlagen von EFT und die verschiedenen Anwendungsmöglichkeiten vorgestellt habe, möchte ich Ihnen jetzt vorschlagen, wie Sie ganz praktisch vorgehen können, um einfach und effektiv mit EFT abzunehmen.

❶ Wenn Sie Ruhe und etwas Zeit haben, gehen Sie zum Kapitel »Die inneren Muster erforschen«. Nehmen Sie sich etwas zum Schreiben und beantworten alle Fragen möglichst ausführlich. Sie müssen das nur einmal tun, aber Sie sollten an dieser Stelle etwas Zeit und Mühe investieren, denn diese Selbstbefragung und die dabei entstehenden Aufzeichnungen sind die Grundlage für Ihren Erfolg mit EFT.

❷ Gehen Sie zum Kapitel »Die psychische Umkehr«. Klopfen Sie mit allen dort aufgeführten Einstimmungssätzen mindestens eine Sequenz oder so lange, bis der Stresswert auf 0 ist. Auf diese Weise können Sie sicher sein, einen Großteil der möglichen psychischen Umkehrungen zu berücksichtigen. Wenn es Ihnen zu viel wird, können Sie die Sätze auch auf mehrere Sitzungen verteilen.

Achten Sie darauf, bei welchen Sätzen Sie ein Gefühl der Resonanz haben, und klopfen diese im Folgenden jeden Tag einmal. Seien Sie auch offen dafür, ob Ihnen andere Sätze oder Variationen der Sätze in den Sinn kommen und klopfen auch diese.

Bei Problemen mit Übergewicht liegt immer eine psychische Umkehr vor und die kann sehr hartnäckig sein. Nehmen Sie sich deshalb die Zeit, um den Erfolg der Klopfanwendung zu garantieren.

❸ Klopfen Sie die Sequenzen »Den Stoffwechsel anregen« und »Wunschgewicht«. Die Sequenz für den Stoffwechsel klopfen Sie am besten jeden Tag mindestens einmal, das hält ihn auf Trab.

❹ Stellen Sie eine Liste aller Nahrungsmittel zusammen, auf die Sie Gelüste haben, und klopfen Sie jedes dieser Nahrungsmittel für einige Zeit jeden Tag, bis Sie merken, dass dieses Verlangen verschwunden ist. Dann streichen Sie es von der Liste. Aktualisieren Sie die Liste, wenn Ihnen weitere Nahrungsmittel einfallen oder neue hinzukommen.

Wenn Sie beispielsweise vor allem am Abend unkontrolliert essen, klopfen Sie bereits am Spätnachmittag die Sequenzen »Heißhunger« und/oder »Sucht und Verlangen nach Essen«. Wenn der Heißhunger schon da ist, fällt es schwerer, zu klopfen statt zu stopfen.

❺ Gehen Sie Ihre Liste der inneren Muster durch und suchen das Problem heraus, das Ihnen jetzt am dringlichsten erscheint, und bearbeiten es mit EFT. Dazu können Sie auch die aufgeführten Klopfsequenzen verwenden, die ich aufgrund meiner Erfahrung mit Problemen beim Abnehmen zusammengestellt habe.

Nehmen Sie sich dann ein Thema nach dem anderen vor. Achten Sie darauf, was für weitere Aspekte Ihnen beim Klopfen in den Sinn kommen, und bearbeiten auch diese. Manchmal genügt es, ein Thema nur einmal zu bearbeiten, manche Themen wiederum müssen wieder und wieder geklopft werden und zeigen sich immer neu. Das ist sehr unterschiedlich. Manche Blockaden sind hartnäckig und es ist gut, sie genauso hartnäckig jeden Tag zu bearbeiten, auch wenn es einige Wochen dauert.

Als Faustregel kann man sagen, dass Sie bei täglichem Klopfen von zehn bis dreißig Minuten sehr bald einen deutlichen Unterschied bemerken sollten. Mehr Zeit sollten Sie auch nicht darauf verwenden, denn es sollte ja noch Spaß machen und keine lästige Pflicht werden. Denken Sie daran: Sie sollten mit Energie und Freude dabei sein und wenn Ihnen das nach einigen Klopfrunden schwer fällt, klopfen Sie lieber am nächsten Tag weiter. Sie müssen auch nicht jeden Tag alles klopfen, spüren Sie in sich hinein, welche Klopfsequenzen Ihnen heute gut tun würden. Diese Anleitung hier, wie Sie vorgehen können, ist nur ein Vorschlag, den Sie gerne verändern können.

❻ Suchen Sie sich jeden Tag zwei bis drei Energiespiele aus und bauen sie in Ihren Tagesablauf ein. Machen Sie vor allem das »Schlank fühlen« zum Teil Ihrer täglichen Routine. Es wird Ihnen sehr beim Abnehmen helfen.

Der Umgang mit Gefühlen

Bis jetzt haben wir unliebsame Gefühle als etwas Unerwünschtes angesehen, das wir schnell umwandeln wollen, und das ist auch ganz richtig so. Warum sollten wir etwas aushalten, wenn wir es mit einer so effektiven Methode wie EFT schnell ändern können? EFT ist eine unschätzbare Hilfe bei der Lösung emotionaler Probleme.

Doch das ist nur die eine Seite, die andere ist, dass unangenehme Gefühle nicht nur unangenehm und lästig sind, sie sind auch ein Indikator, der uns unbestechlich anzeigt, wo wir in Bezug auf ein bestimmtes Thema gerade stehen und dass dieser Standpunkt vielleicht nicht so ganz dem entspricht, was wir uns unter Glück und Lebensfreude vorstellen.

Es reicht nicht immer aus, negative Gefühle mit EFT aufzulösen und es dabei zu belassen. Negative Gefühle, die immer wieder auftauchen, weisen darauf hin, dass es Not tut, tiefer zu schürfen und an den Lebensgewohnheiten wirklich etwas zu ändern.

Mit EFT verändern wir die Einstellung zu dem Thema, zu dem wir klopfen. Oft ändert sich allein dadurch schon die Situation zum Besseren. Doch es gibt auch Fälle, bei denen wir mehr tun müssen.

Um ein Beispiel zu nennen: Wenn Sie erkennen, dass Sie immer wieder zu viel essen, wenn Sie traurig sind, dann können Sie diese Zwangshandlung mit EFT auflösen. Das bewirkt aber nicht, dass Sie nicht mehr traurig sind.

Natürlich können Sie dann EFT auf die Traurigkeit anwenden. Wenn die Traurigkeit aber immer wieder kommt, dann sollte man nach dem Auslöser dafür forschen. Das kann zum Beispiel eine lieblose Partnerschaft sein. Auf die Lieblosigkeit in der Partnerschaft wirkt EFT natürlich nicht, deshalb müssen Sie an diesem Punkt eine Entscheidung treffen.

Sie können alles beim Alten lassen und sich mit fortgesetztem Klopfen über Wasser halten. Sie können die Partnerschaft beenden und Ihr Glück neu versuchen. Oder Sie können grundlegende Änderungen in der Partnerschaft anstreben. Dabei kann Ihnen (und Ihrem Partner) EFT natürlich helfen, aber das wäre Thema für ein anderes Buch.

Noch ein anderes Beispiel: Meine Tochter hat gerade die zwölfte Klasse im Gymnasium abgeschlossen. Sie hat immer wieder Probleme, morgens aus dem Bett zu kommen, schiebt die Hausaufgaben lustlos vor sich her und hasst Klassenarbeiten. So steht sie sich selbst im Wege.

Die Schule ist für sie etwas, das ihre Energien beeinträchtigt und sie sich schlecht und abhängig fühlen lässt. Wenn ich mit ihr EFT mache, schwindet der Widerstand schnell, aber nach etwa zwei Wochen baut er sich wieder auf, weil seine Ursache nicht behoben ist. Und dann sind auch die unangenehmen Gefühle wieder da. Sie hat sich jedoch dazu entschlossen, diese unangenehme Situation zu ertragen, um ihr Ziel, das Abitur, zu erreichen.

Wenn also bestimmte negative Gefühle immer wieder auftauchen, obwohl Sie sie erfolgreich klopfen, können Sie prüfen, ob es tiefer liegende Gründe gibt oder ob Sie eine grundsätzliche Entscheidung treffen sollten, um den Auslöser für diese Gefühle aus Ihrem Leben zu entfernen, so dass Sie auf Dauer glücklicher und entspannter sein können.

Durch Dick zu Dünn

Doris ist 48 Jahre alt, verheiratet und hat fünf Kinder. Außerdem macht sie noch die Büroarbeit für ihren Mann, der ein Malergeschäft hat. Mit jedem Kind, sei sie mehr »auseinander gegangen«, wie sie selbst sagt, bis sie am Ende 125 Kilo wog. Abgesehen von den

Problemen mit den Gelenken und dass sie schnell erschöpft war, litt sie ganz besonders unter Selbstzweifeln.

Sie berichtete, dass sie einen randvollen Tagesablauf hätte, denn ganz nebenbei half sie auch noch bei der Pflege des Schwiegervaters. Ihr blieb praktisch keine Zeit für sich selbst. Das Einzige, mit dem sie sich selbst »etwas Gutes« tun konnte, war essen. Also naschte sie immer wieder tagsüber und vor allem am Abend Schokolade, Kuchen und Süßspeisen. Wir entwickelten für das Klopfen folgende Einstimmungssätze:

>> Auch wenn ich mich mit Essen belohnen muss, weil ich sonst keine Zeit für etwas Schönes habe, liebe und akzeptiere ich mich von ganzem Herzen.«

>> Auch wenn ich Schokolade und Süßes essen muss, weil es das Einzige ist, auf das ich mich tagsüber freuen kann, liebe und akzeptiere ich mich von ganzem Herzen.«

>> Auch wenn ich so viel Stress habe und unbedingt Essen brauche, um mich zu belohnen, liebe und akzeptiere ich mich von ganzem Herzen.«

>> Auch wenn ich mich überlastet fühle, und mir nur Süßes helfen kann, liebe und akzeptiere ich mich von ganzem Herzen.«

Ich fragte sie, ob sie sich vorstellen könne abzunehmen. Sie antwortete, dass sie abnehmen wolle, sich aber nicht wirklich vorstellen könne, den Alltag mit weniger Gewicht zu bewältigen. Sie bräuchte ihr Gewicht, weil es ihr Stabilität und Kraft verleihen würde. Ohne Gewicht würde sie sich wie ein Blatt im Wind fühlen. Also klopften wir weiter:

>> Auch wenn ich dieses viele Fett brauche, weil ich sonst meinen Alltag nicht bestehen kann, liebe und akzeptiere ich mich von ganzem Herzen.«

>> Auch wenn ich nicht schlank werden darf, weil ich sonst nicht gut funktionieren kann, liebe und akzeptiere ich mich von ganzem Herzen.«

>> Auch wenn ich dick bleiben muss, weil es mich stabil und fest sein lässt, und ich das brauche, um alles auszuhalten, liebe und akzeptiere ich mich von ganzem Herzen.«

Sie wurde sehr traurig dabei und weinte. Also beklopften wir die Traurigkeit und auch die Gefühle von Hoffnungslosigkeit, Wertlosigkeit und Scham, die hochkamen, bis sie sich deutlich erleichtert fühlte.

Daraufhin hatte Doris neue Ideen, wie sie ihren Alltag umgestalten könnte, so dass etwas mehr Zeit für sie bliebe und sie sich mit anderen Dingen als Essen belohnen könnte.

Ich bat sie, jeden Tag die Sequenzen für die Anregung des Stoffwechsels und gegen Heißhunger zu klopfen. Außerdem sollte sie alle unangenehmen Gefühle, die auftauchten, aufgreifen und mit EFT auflösen.

Als Doris nach zwei Wochen wiederkam, hatte sie schon dreieinhalb Kilo abgenommen. Sie hatte jeden Tag geklopft und ihr Heißhunger hatte nachgelassen, doch es waren auch neue Themen hochgekommen, die mit ihrer Frustration und dem Stress in ihrem Alltag zu tun hatten. Besonders belastete sie, dass alles an ihr hängen blieb, weil die Kinder nicht im Haushalt mithalfen. Außerdem löste die Pflege des demenzkranken Schwiegervaters immer das Bedürfnis zu essen bei ihr aus. Sie hatte auch noch immer die Angst, ihren Alltag schlank nicht bewältigen zu können. Wie klopften unter anderem:

» Auch wenn ich immer noch etwas Angst habe, dass ich das alles nicht schaffe, wenn ich schlanker bin, liebe und akzeptiere ich mich von ganzem Herzen.«

» Auch wenn ich sauer und gestresst bin und dann essen muss, damit es mir besser geht, liebe und akzeptiere ich mich von ganzem Herzen.«

» Auch wenn ich frustriert und wütend bin, dass alles an mir hängen bleibt, und dann alles in mich hinein fresse, liebe und akzeptiere ich mich von ganzem Herzen und vertraue darauf, dass ich Wege finde, meinen Alltag einfacher zu machen.«

Doris wurde sich ihrer Essmuster zunehmend bewusst. So lernte sie, ihre Gefühle auszudrücken, statt automatisch nach Süßem zu greifen.

In den folgenden Sitzungen beklopften wir ausführlich ihre Selbstwertprobleme und Minderwertigkeitsgefühle. Sie klopfte auch jeden Tag daheim Sätze, die ich ihr mitgab.

Bei der fünften und letzten Sitzung nach dreieinhalb Monaten hatte sie bereits fünfzehn Kilo abgenommen und ihre Gelenkschmerzen waren geringer geworden. Sie war fröhlicher, fühlte sich wohler und hatte mehr Energie. Zehn Monate nachdem wir mit EFT begonnen hatten, rief sie mich an und berichtete, dass sie nur noch 87 Kilo wog, also schon 33 Kilo abgenommen hätte. Das war ein ganz neues Lebensgefühl für sie. Sie sagte, dass sie zunächst noch sieben Kilo abnehmen wolle, weil sich derzeit 80 Kilo für sie gut anfühlen würden. Sie hatte auch keine Zweifel daran, dass sie dieses Ziel erreichen würde.

Melinas Weg zum Schlanksein

Als Kind war ich immer schlank, aber als ich 16 war, ging ich ein Jahr zum Austausch in die USA. Dort habe ich ständig Fastfood gegessen und insgesamt 16 Kilo zugenommen, habe das aber gar nicht richtig gemerkt. Ich dachte, es seien höchstens fünf Kilo.

Als ich wieder in Deutschland war, erschrak ich, weil ich plötzlich »eine Dicke« war. Ich fing sofort eine Diät an, hielt aber keine drei Tage durch. Ich war so frustriert, dass ich so dick zurückgekommen war, dass ich im Laufe des nächsten Jahres mehrere Diätversuche unternahm, doch am Ende hatte ich sogar noch drei Kilo zugenommen.

In den folgenden Jahren versuchte ich noch einiges, um abzunehmen, aber ich kam nie wieder auf mein Idealgewicht zurück. Oft verspürte ich sogar einen Drang zuzunehmen, und zwar immer, wenn ein Beziehung zu Ende gegangen war. Damals hatte ich innerhalb weniger Jahren mehrere Partnerschaften und immer spielte sich das Gleiche ab. Ich hatte es gerade geschafft, ein paar Kilo abzunehmen und fand einen neuen Freund. Sowie aber irgendein Stress aufkam oder ich mich vernachlässigt fühlte, fing ich an, unkontrolliert zu essen und nahm schnell wieder einige Kilo zu. Dann trennten wir uns und ich nahm wieder ab.

Mein Idealgewicht erreichte ich nie wieder. Weil ich mich plump und dick fühlte, trieb ich auch kaum noch Sport. Ich bin 1,76 groß. Vor meinem Aufenthalt in den USA habe ich 66 Kilo gewogen, danach war mein höchstes Gewicht 85 Kilo. Das ist nicht so viel, aber ich kämpfte ständig gegen meinen Körper und gegen das Essen an.

Wegen einer leichten Phobie lernte ich EFT kennen. Nebenbei erfuhr ich, dass man es auch zum Abnehmen anwenden kann. Ich las alles darüber, was ich finden konnte, und versuchte es zunächst selbst. Es klappte aber nicht. Ich klopfte gegen Heißhunger und meine Gelüste, aber es half kaum. Ein erster Erfolg war allerdings, dass ich mich mit meinem Körper etwas besser fühlte.

Den Durchbruch brachte es, als ich mich fragte, warum ich in bestimmten Situationen zunehme. Ich fand heraus, dass ich mich dann allein gelassen und einsam fühlte und deshalb versuchte, die Leere mit Essen zu füllen. Ich versuchte unbewusst, mir einen gewissen Schutz vor der Einsamkeit anzuessen.

Als ich das bearbeitete, musste ich während des Klopfens oft seufzen und gähnen. Das zeigte mir, wie beladen dieses Thema war. Ich klopfte auch all die früheren Situationen, in denen ich mich alleine gefühlt und deswegen zugenommen hatte.

Ganz wichtig war für mich das Thema Selbstakzeptanz. Das bearbeitete ich zwei Wochen fast jeden Tag unter anderem mit dem Einstimmungssatz:

» Auch wenn ich mich so hässlich finde und so fett bin, dass mich niemand anschauen möchte, liebe und akzeptiere ich mich von ganzem Herzen.«

Nachdem ich die Problematik des Allein- und Einsamseins mit EFT bearbeitet hatte, fing ich sofort an abzunehmen. Mein Essverhalten veränderte sich

ganz spontan, und ich fühlte mich besser und besser.
Ich überlegte wieder wie früher, als ich noch schlank
war, worauf ich wirklich Lust hatte, wenn ich Hunger
hatte, und fing auch wieder an zu joggen. Nach drei
Monaten hatte ich 16 Kilo abgenommen und habe bis
heute nicht wieder zugenommen. Ich wiege jetzt um
die 68 Kilo und fühle mich wohl mit meinem Körper.

Energiespiele und Wohlfühlübungen

❶ Meditation

Setzen Sie sich in den Schneidersitz oder auf
einen Stuhl mit geradem Rücken und schließen die
Augen. Legen Sie sich nicht hin, da die Gefahr zu groß
ist, ins Schlafen abzugleiten. Ihr Rücken sollte gerade
sein. Ein paar bewußte Atemzüge. Stille. Ruhe. Nehmen Sie sich die Zeit, um alle Zwänge, Erwartungen,
Widerstände und das alltägliche Gedankenwirrwarr
loszulassen. Wenn Gedanken auftauchen, lassen Sie
sie einfach vorbeigehen, so wie Wolken am Himmel
vorüberziehen. Wenn Sie unbequem sitzen, ändern
Sie Ihre Haltung, wenn Sie sich an der Nase kratzen
müssen, tun Sie es, aber langsam.

In der Meditation gewinnen Sie innere Ruhe und
selbstbestimmte Aufmerksamkeit zurück, indem Sie
sich für einige Zeit aus der äußeren Welt der Erschei-
nungen zurückziehen, indem Sie nicht mehr darauf
reagieren. Sie gewinnen einen gewissen Abstand, der
Ihnen hilft, alles in Ihrem Leben gelassener zu sehen.

Lassen Sie Ihren Atem fließen. Lassen Sie sich ins Nichts sinken. Nichts tun. Nichts denken. Nichts wollen. Einfach nur sein. Frieden. Seien Sie sanft mit sich, wenn Sie immer wieder aus der Stille herausfallen, das ist am Anfang völlig normal. Sitzen Sie jeden Tag etwa fünfzehn Minuten in Stille. Später können Sie Ihre Meditationszeit auch bis zu einer Stunde verlängern.

Beim Meditieren kehren Sie zu Ihrem innersten Sein zurück und verbinden sich mit sich selbst. Das erfrischt und regeneriert Ihren Geist und Ihre Seele. Sie fühlen sich danach ausgeglichener und spüren Frieden. Wenn Sie beim Meditieren alle Gedanken loslassen, lassen Sie auch diesen ständigen inneren Dialog los, der sich meist um Negatives dreht und dreht. Außerdem werden Sie auch Ihren Gefühlen gegenüber aufmerksamer, was Ihnen bei Ihrer Arbeit mit EFT hilft.

Wenn Sie – wie fast alle – Probleme haben, Ihren Geist zu beruhigen, können Sie direkt vor der Meditation folgende Klopfsequenz anwenden. Ich habe damit hervorragende Erfahrungen gemacht und setze sie in allen meinen Seminaren ein, sogar in meinen Massage-Seminaren, weil sie so eindrücklich und wohltuend ist. Wir klopfen mit ihr die Gedanken weg.

Das heißt natürlich nicht, dass Sie danach nicht mehr denken können. Gedanken zu haben, ist natürlich, sie werden nur spüren, wie gut es sich anfühlt, den Kopf leerer werden zu lassen, und wie dann nach einigen Minuten die Gedanken auch nach und nach wiederkommen.

Zuerst bestimmen Sie Ihren Stresswert: Wie voll von Gedanken ist Ihr Kopf in diesem Moment? Keine Gedanken, völlige Ruhe entspricht dem Wert 0 und wenn Sie so viel Gedanken haben, dass Ihr Kopf geradezu platzt, bekommt das die 10.

Klopfen Sie folgende EFT-Sequenz:

» Auch wenn ich so viele Gedanken in meinem Kopf habe, liebe und akzeptiere ich mich von ganzem Herzen.«

» Auch wenn ich so viel denken muss und meine Gedanken so wichtig sind, dass ich sie unmöglich loslassen kann, nehme ich mich vollkommen an.«

» Auch wenn ich meine Gedanken unmöglich loslassen kann und es wichtig ist zu denken, liebe ich mich voll und ganz und entscheide mich jetzt, meine Gedanken ein Stück loszulassen.«

AB »Ich habe so viele Gedanken im Kopf.«

SA »Diese vielen Gedanken in meinem Kopf.«

MA »Es ist wichtig, immerzu zu denken.«

UN »Ich kann die Gedanken nicht loslassen.«

UM »Diese vielen wichtigen Gedanken.«

SB »Ohne meine Gedanken bin ich niemand.«

UA »Ich muss immerzu denken und denken.«

AK »Diese vielen Gedanken in meinem Kopf.«

AB »Ich kann die Gedanken etwas loslassen.«

SA »Ich fühle schon, wie mein Kopf leerer wird.«

MA »Ich lasse meine Gedanken los.«

UN »Das fühlt sich so gut an.«

UM »Diese angenehme Leere in meinem Kopf.«

SB »Ich lasse die Gedanken einfach ziehen.«

UA »Ich lasse die Gedanken los.«

AK »Diese angenehme Leere.«

Klopfen Sie die erste Klopfsequenz drei bis vier Mal durch und am Ende noch die zweite Sequenz mit den positiven Sätzen. Danach bestimmen Sie den Stresswert erneut. Wenn Sie sich jetzt ganz entspannt und leicht fühlen und deutlich weniger oder gar keine Gedanken in Ihnen sind, können Sie sich hinsetzen und werden Ihre Meditation genießen.

❷ **Sich schlank fühlen**

Dies ist eine sehr kraftvolle und effektive Übung. Sie beruht auf dem Gesetz der Anziehung, das kurz gefasst besagt, dass Sie genau das in Ihr Leben ziehen, was Sie an Schwingung aussenden. Was Sie zurückbekommen, wenn Sie Gedanken und Gefühle des Dickseins und Sich-unattraktiv-Fühlens aussenden, kennen Sie vermutlich. Sie bekommen genau das und nehmen zu oder jedenfalls nicht ab, fühlen sich pummelig und hässlich und ziehen langsam, aber sicher durch Ihre Aufmerksamkeit darauf noch mehr davon in Ihr Leben.

Wenn Sie dagegen Ihr Denken und Fühlen auf das Gewünschte richten, zum Beispiel darauf, sich wunderbar schlank und lebendig zu fühlen, arbeitet das Gesetz der Anziehung natürlich auch in diese Richtung. Sie fühlen sich bereits schlanker und voller Energie, bewegen sich, als ob Sie schlanker wären, und senden das Signal aus: Ich bin schlank. Und zwar jetzt, in der Gegenwart, nicht irgendwann. Damit ziehen Sie das Schlanksein unweigerlich in Ihr Leben.

Und so gehen Sie vor: Nehmen Sie sich tagsüber immer wieder eine halbe bis ein paar Minuten Zeit, um sich ganz in die Vorstellung hinein zu begeben, dass Sie das Wunschgewicht haben, das Sie gerne hätten. Fühlen Sie es, vibrieren Sie es, tun Sie so, als ob Sie schon diese schlanke Person sind, die Sie werden möchten. Versetzen Sie sich voll und ganz in Ihr schlankes Ich und genießen es. Genießen Sie, wie schlank und beweglich sich Ihr Körper anfühlt. Genießen Sie das Gefühl Ihres flachen Bauchs und Ihrer festen Oberschenkel (oder was auch immer für Sie wichtig ist), auch wenn es im Moment noch nicht real ist. Fühlen Sie in sich hinein, bleiben Sie eine kleine Weile dabei, spielerisch und gut gelaunt. Und dann tauchen Sie wieder auf.

Sie können diese Übung bei routinemäßigen Verrichtungen machen, wie zum Beispiel beim Auto fahren oder spazieren gehen. Sie können sich aber auch extra Zeit dafür nehmen und sich dabei in aller Ruhe hinsetzen oder hinlegen.

Diese So-tun-als-ob-Übung kann Wunder bewirken und Ihnen einen kräftigen Schub in Richtung Ihres Idealgewichts bringen. Wenn Widerstände auftauchen, was am Anfang immer mal wieder sein kann, machen Sie EFT mit all den Einwänden, die auftauchen. Danach machen Sie mit dem Hineinfühlen weiter.

❸ Dem Körper Liebe und Aufmerksamkeit geben

Diese Übung hilft Ihnen, Ihren Körper besser zu spüren und lieben zu lernen.

Legen Sie sich bequem hin, schließen die Augen und entspannen sich. Wenn Sie möchten, können Sie sich sanfte Musik dazu anstellen. Nehmen Sie ganz bewusste ein paar tiefe, aber sanfte Atemzüge. Atmen Sie für einige Minuten mit jedem Atemzug den Stress und die Anspannung des Tages aus und atmen

param)

sanft Ihre eigene Energie wieder ein. Sie müssen nicht überlegen, was denn nun genau Ihre eigene Energie ist, vertrauen Sie Ihrer Absicht, dass Sie sich mit jedem Einatmen mit Ihrer ureigenen Energie anfüllen. Lassen Sie Ihren Körper in die Entspannung gleiten, während Ihr Geist wach bleibt.

Gehen Sie dann mit der Aufmerksamkeit zu einem Teil Ihres Körpers, dem Sie Liebe geben möchten, vielleicht zu Ihrem Bauch, Ihrem Herzen oder Ihren Füßen. Fangen Sie einfach an, wo Sie spüren, dass es Ihnen gut tut, und fluten Sie diesen Bereich des Körpers so lange mit Ihrer Aufmerksamkeit und Liebe, bis Sie das Gefühl haben, dass es für den Moment genug ist. Lassen Sie Ihren Atem dabei gleichmäßig und ruhig fließen.

Sie können das zuerst mit allen Bereichen des Körpers machen, die Sie an sich nicht mögen oder mit denen Sie Probleme haben, oder Sie nehmen zuerst die Bereiche, die Sie an sich besonders lieben, oder Sie gehen den gesamten Körper durch, bis jede Zelle mit Aufmerksamkeit und Liebe angefüllt ist.

Es kann sein, dass dabei unangenehme Gefühle wie Ablehnung, Angst oder Wut auftauchen. Dann atmen Sie ruhig und tief ein und aus und fluten den betreffenden Körperteil weiter mit Liebe und Aufmerksamkeit. Meist lösen sich diese Gefühle schnell wieder auf. Wenn nicht, können Sie dieses Unwohlsein mit EFT auflösen.

❹ Wäre es nicht schön, wenn...

Wie gut Affirmationen mit EFT verbunden werden können, habe ich schon erwähnt. Dies ist eine spielerische Variante, die den Vorteil hat, kaum Widerstand und Erwartungsdruck auszulösen, weil wir keine feste Aussage machen und unsere Wunschvorstellung nur mit Leichtigkeit und Phantasie umkreisen. Diese Übung bringt Sie schnell in eine bessere Schwingung und macht gute Laune.

Nehmen Sie Ihr Ziel und formulieren Sie es in der Art: »Wäre es nicht schön,...« Hier einige Beispielsätze zum Thema Abnehmen und Wohlfühlen im Körper:

» Wäre es nicht schön, mich so richtig wohl in meinem Körper zu fühlen?«

» Wäre es nicht schön, wenn ich diese Woche mit Leichtigkeit ein Kilo abnehmen würde?«

» Wäre es nicht schön, wenn mein Körper mir genau mitteilen würde, welche leckeren und frischen Nahrungsmittel mir richtig gut tun?«

» Wäre es nicht schön, wenn ich nächsten Monat wieder in meine alte Jeans passen würde?«

» Wäre es nicht schön, wenn ich jemanden finden würde, der regelmäßig Badminton mit mir spielen möchte?«

» Wäre es nicht schön, wenn...«

⑤ **Eine Energiespritze für Ihr Selbstwertgefühl**

Wenn Sie die letzten Jahre damit verbracht haben, sich kritisch – und wie Sie vielleicht dachten, realistisch – alle Fehler herzubeten, die Sie an sich finden können, dürfte es um Ihr Selbstwertgefühl nicht zum Besten bestellt sein.

Was geschieht, wenn Sie sich selbst immer wieder an Ihre (vermeintlichen) Fehler und Schwächen erinnern? Sie tragen dazu bei, sie in Ihrem Bewusstsein und Unterbewusstsein zu verankern. Sie verstärken diese Aspekte und fühlen sich dabei immer schlechter und minderwertiger, was Sie wiederum noch kritischer und unzufriedener werden lässt. Die folgende Übung hilft:

Nehmen Sie sich regelmäßig, am besten jeden Morgen, zehn Minuten Zeit und schreiben einen kleinen Text mit allem, was Sie an sich gut finden und wofür Sie sich lieben und schätzen. Das kann mit Ihrem Körper und dem Abnehmen zu tun haben, aber schränken Sie sich am Besten thematisch nicht ein. Wertschätzen Sie auch das, was Sie sind und was Sie getan oder gefühlt haben. So wie Sie es früher gelernt haben, sich kritisch zu betrachten, so können Sie mit etwas Übung auch lernen, sich wertzuschätzen und die schönen Dinge an sich selbst zu sehen. Das ist durchaus auch eine Frage der Gewohnheit. Halten Sie sich beim Schreiben nicht zurück, genießen Sie es und lassen alle falsche Bescheidenheit los. Übertreiben Sie lieber ein bisschen.

Machen Sie diese Übung am besten jeden Tag, um diese neue Gewohnheit, sich selbst wohlwollend zu betrachten, zu verankern und zu stärken. Sie werden überrascht sein, was Ihnen so alles an Ihnen gefällt und was Sie bis jetzt vielleicht überhaupt nicht beachtet hatten. Hier ein Beispiel:

Ich mag meine dicken, kräftigen Haare und meine schönen braunen Augen. Ich finde es schön, dass ich es mir selbst wert bin, immer schön pedikürte Füße zu haben, der Nagellack sieht richtig edel aus. Überhaupt sehe ich immer besser aus. Meine Haut ist frisch. Ich bin stolz auf mich, dass ich schon sieben Kilo abgenommen habe, und es mir dabei so gut geht. Ich mag es an mir, dass ich gestern für meine Nachbarin eingekauft habe, weil es ihr nicht so gut ging. Ich bin einfühlsam und hilfsbereit, und ich freue mich, wenn ich jemandem helfen kann. Ich liebe meine Lebendigkeit und Fröhlichkeit, und ich freue mich darüber, dass ich so schnell Kontakt zu fremden Menschen aufnehmen kann. Ich mag es, dass ich so offen bin. Ich habe ein richtiges Händchen dafür, mir das Leben schön zu machen, und dafür liebe ich mich. Ich bin eine wahre Lebenskünstlerin.

Fühlt es sich nicht gut an, diesen Text zu lesen?

⑥ Mentaltraining

Auch für diese Übung brauchen Sie Schreibzeug. Verzichten Sie nicht darauf und denken, das können Sie auch in Gedanken machen. Das genaue Formulieren und Aufschreiben hat eine viel intensivere Wirkung, als wenn Sie sich das Gleiche nur vage in Gedanken vorstellen.

Stellen Sie sich vor, Sie seien bereits an Ihrem Ziel angelangt. Sie haben genau das Gewicht, das Sie sich wünschen. Sie haben genau die Figur, von der Sie träumen. Sie sind fit, glücklich und mit sich selbst zufrieden. Fühlen Sie sich in diese Situation intensiv hinein und stellen sich vor, wie Ihr Alltag unter diesen Voraussetzungen aussieht. Und dann schreiben Sie zu einem solchen Tag einen Tagebucheintrag. Wählen Sie ein Datum für diesen Eintrag, bei dem Sie diesen Zustand erreicht haben wollen, und dann schreiben Sie, wie gut Sie sich fühlen, was für Kleidung Sie anhaben, wie Sie von Bekannten und unbekannten Menschen angesehen werden, was für Komplimente Sie für Ihre

Figur und Ihre Ausstrahlung bekommen, wie Sie im Beruf vorankommen, wie Ihre Partnerschaft aufblüht, was Sie in Ihrer Freizeit unternehmen, wie Sie Sport treiben, neue Menschen kennen lernen und so weiter.

Sparen Sie nicht mit Details. Schmücken Sie alles aus, was Ihnen einfällt, und haben Sie keine Bedenken zu übertreiben. Es kann gar nicht gut genug kommen. Schreiben Sie genau das, bei dem Sie sich richtig gut fühlen.

Mit dieser Übung nehmen Sie die Zukunft vorweg und üben sie mental ein, so wie sich beispielsweise Leistungssportler auch mental vorbereiten. Wenn Sie Widerstand spüren, diese Übungen zu machen, sollten Sie darauf mit EFT eingehen.

❼ Power-Spaziergang

Spazieren gehen tut nicht nur Ihrem Körper gut, Sie können diese Zeit auch für allerlei wirksame und wohltuende Bewusstseinsübungen nutzen.

Wählen Sie beim spazieren gehen einen positiven Begriff aus wie Schönheit, Glück, Liebe, Wertschätzung, Dankbarkeit, Gesundheit, Kraft, Wachstum, Fülle und so weiter. Und dann betrachten Sie Ihre Umwelt durch den Filter dieses Wortes. Wenn Sie zum Beispiel Schönheit ausgewählt haben, dann sehen Sie durch die Kraft Ihrer Aufmerksamkeit überall Schönheit, ganz gleich worauf Ihr Blick fällt.

Falls Sie jetzt ein Aber spüren, möchte ich Ihnen eine kurze Anekdote erzählen. Ein Heiliger war dafür bekannt, dass er in allem nur das Schöne sah. Ein Ungläubiger wollte ihn prüfen und führte ihn zu einem räudigen Straßenköter, der halb verhungert und voller Geschwüre im Müll lag. Der Heilige sah ihn und strahlte: »Was für wunderschöne Zähne er hat, wie Perlen.«

Wenn Sie etwas besonders Schönes sehen, halten Sie kurz inne, betrachten es innig und atmen langsam und bewusst tief ein. So nehmen Sie die Schwingung der Schönheit in sich auf. Natürlich können Sie auch die Energie des Schlankseins oder der Sportlichkeit einatmen. Diese Übung hilft Ihnen, Ihre Emotionen aktiv zu verändern und die Aufmerksamkeit auf die Aspekte in Ihrer Umwelt zu lenken, die Ihnen gut tun und Sie voranbringen. Das ist eine wirksame Art, das zu erschaffen, was Sie in Ihr Leben holen wollen.

Powerdrink

Wie empfohlen, sollten Sie essen und trinken, worauf Sie gerade am meisten Lust haben. Um aber auf etwas Lust zu haben, muss man es kennen. Deswegen möchte ich Ihnen hier noch einen Powerdrink vorstellen: Smoothies mit Wildkräutern.

Als Smoothies werden pürierte ganze Früchte – nicht nur der Saft – bezeichnet, denen etwas Wasser oder Eiswürfeln beigegeben werden und eventuell noch etwas Zitronensaft oder Ingwer. Das alleine ist schon sehr lecker und erfrischend. Bei Grünen Smoothies wird dem Ganzen noch ein Anteil grüner Blätter beigegeben, also Spinat, Salat und ähnliches, die mit püriert werden. Ich bin dazu übergegangen und möchte Ihnen das empfehlen, Wildkräuter einzumixen. Die können Sie zum Beispiel auf Ihrem Power-Spaziergang sammeln. Ein solcher Drink schmeckt fantastisch und ist eine wahre Vitaminspritze für Ihren Körper. Natürlich gibt es Hunderte von Wildkräutern und wenn Sie sich auskennen, können Sie alle verwenden, die Sie finden.

Für Anfänger empfehle ich meinen ganz einfachen Lieblings-Smoothie, den ich fast jeden Tag trinke. Sie brauchen dafür eine Banana, eine halbe Mango, mehrere Eiswürfel, zwei Handvoll Löwenzahn und Brennnesselblätter sowie einen halben Liter Wasser. Mixen Sie diese Zutaten und schon haben Sie etwa einen Liter Powerdrink, den Sie am besten gleich genießen, der sich aber auch ein paar Stunden im Kühlschrank hält.

Löwenzahn und Brennnessel sind in unseren Breiten die häufigsten Kräuter und sie enthalten auch die meisten Nährstoffe. Nehmen Sie vorzugsweise die jungen Blätter. Brennnessel enthält viel Provitamin A, Mineralsalze und Eisen. Sie wirkt blutreinigend, harntreibend, schleimlösend, regt den Stoffwechsel an, senkt den Blutzucker und noch vieles mehr.

Löwenzahn, der auch Ginseng des Westens genannt wird, steht dem in nichts nach. Er enthält zahlreiche Bitterstoffe, Vitamine und Mineralstoffe und wirkt vor allem entschlackend, blutreinigend, harntreibend und tonisierend, er unterstützt außerdem die Menstruation und vieles mehr.

Natürlich können Sie alle möglichen Früchte und Kräuter je nach Geschmack und Verfügbarkeit nehmen. Die Früchte sollten reif und die Kräuter jung und frisch sein. Dieser Drink ist wie eine Kur für den Organismus. Es gibt keinen Grund, teure Mineralzusätze zu kaufen, wo die Natur doch in solcher Fülle alles zur Verfügung stellt. Wenn Sie ein Glas dieser Köstlichkeit getrunken haben, werden Sie außerdem feststellen, dass Ihre Gelüste auf denaturierte Nahrungsmittel verschwinden.

Alles Gute

Nachdem Sie dieses Buch durchgelesen haben, können Sie die wunderbare Wirkung von EFT sofort nutzen und so Ihr Leben ändern. Schieben Sie das nicht zu lange auf! Wenn Sie Fragen haben, können Sie mir unter evelynel@gmx.de eine Email schreiben. Ich werde mich bemühen, alle Zuschriften zu beantworten. Oder besuchen Sie meine Homepage www.laye.org, wo Sie zahlreiche Artikel zu verschiedenen EFT-Themen finden.

An dieser Stelle möchte ich auch allen Leserinnen und Lesern ganz herzlich danken, die mir Ihre Meinung zu diesem Buch geschrieben und von ihren Erfahrungen erzählt haben. Dieser Kontakt bereichert meine Arbeit sehr. Alles Gute für Sie auf Ihrem Weg zum Wohlgefühl.

Die Klopfsequenz im Überblick

❶ Problem auswählen

Fühlen Sie sich mental in das Problem ein und formulieren es möglichst genau.

❷ Stresswert einschätzen

Schätzen Sie ganz subjektiv, wie sich das Problem in diesem Moment für Sie anfühlt, wobei 0 für kein Problem, völlig entspannt steht und 10 für maximal, unerträglich.

❸ Einstimmungssatz

Formulieren Sie den Einstimmungssatz: »Auch wenn ich [Problem], liebe und akzeptiere ich mich von ganzem Herzen.«
Klopfen Sie den Handkantenpunkt (HP) oder massieren den sensiblen Punkt (WP) und sprechen dabei dreimal den Einstimmungssatz.

❹ Die Punkte klopfen

Klopfen Sie die acht Punkte und sprechen bei jedem Punkt die Kurzform des Problems (2–3 Durchläufe).

❺ Stresswert erneut einschätzen

Wenn der Stresswert noch nicht auf 0 (oder 1, 2) ist, machen Sie bei ❹ weiter. Nach zwei, drei Klopfsequenzen ist es sinnvoll, zwischendurch die Gamuts zu machen.

Die acht Klopfpunkte

In einem Klopfdurchlauf klopfen Sie die folgenenden Punkte in der angegebenen Reihenfolge. Die Beschreibung der Punkte finden Sie auf Seite 27 f.

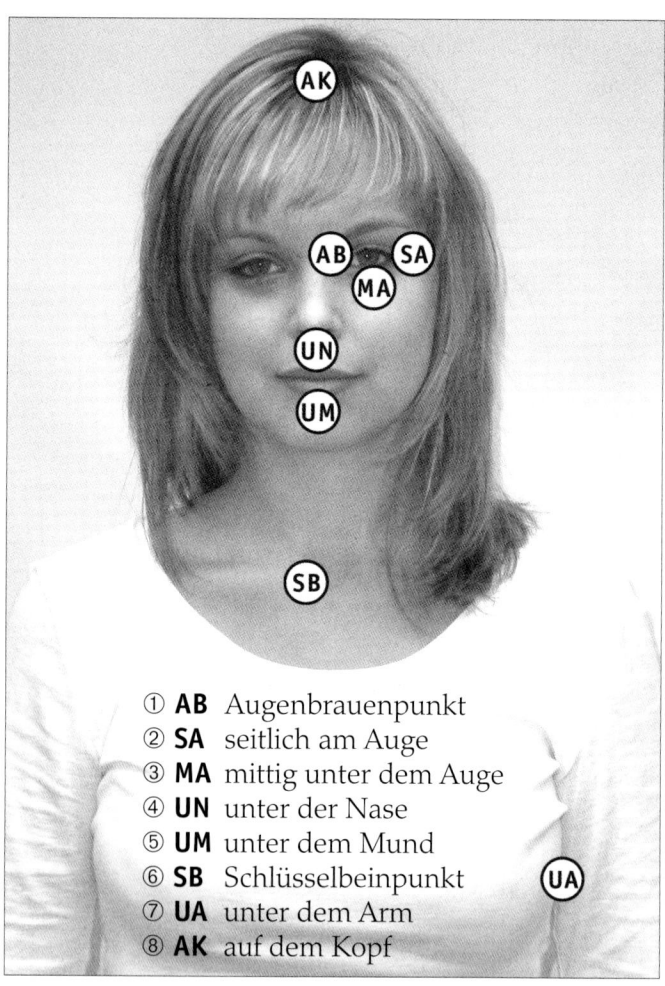

① **AB** Augenbrauenpunkt
② **SA** seitlich am Auge
③ **MA** mittig unter dem Auge
④ **UN** unter der Nase
⑤ **UM** unter dem Mund
⑥ **SB** Schlüsselbeinpunkt
⑦ **UA** unter dem Arm
⑧ **AK** auf dem Kopf

Die Neun-Gamut-Sequenz

Schauen Sie geradeaus und halten den Kopf still. Sie müssen nicht an Ihr Problem denken, richten Sie Ihre ganze Aufmerksamkeit auf die Gamuts und klopfen die ganze Zeit über mit zwei Fingern den Serienpunkt (SP).

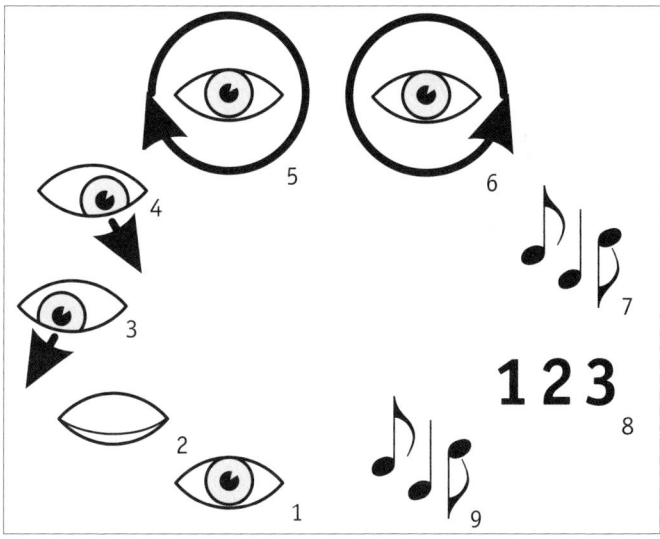

❶ Augen schauen geradeaus
❷ Augen schließen und wieder öffnen
❸ Augen nach scharf unten links schauen
❹ Augen nach scharf unten rechts schauen
❺ mit den Augen eine große Kreisbewegung machen
❻ dito in Gegenrichtung
❼ eine kurze Melodie summen
❽ von Eins bis Fünf zählen
❾ eine kurze Melodie summen

Dr. David Lake
EFT m. Beziehungen glücklich
176 Seiten, Festeinband
ISBN 978-3-88755-257-2

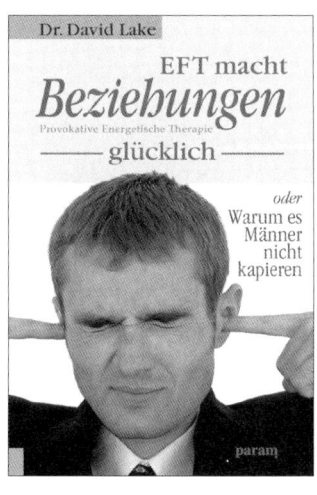

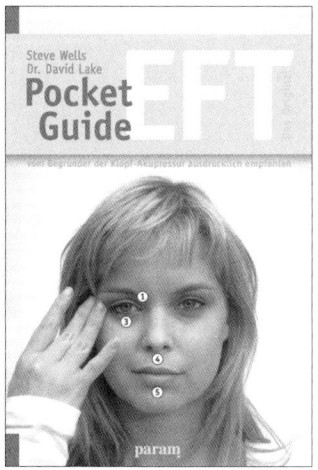

Steve Wells; Dr. David Lake
Pocket-Guide EFT
128 Seiten
ISBN 978-3-88755-265-7

Sven Rockensüß
Vom Rauchen frei mit EFT
128 Seiten
ISBN 978-3-88755-263-3

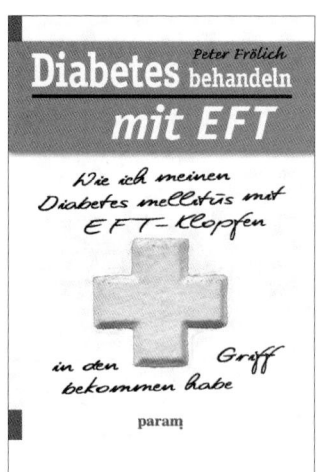

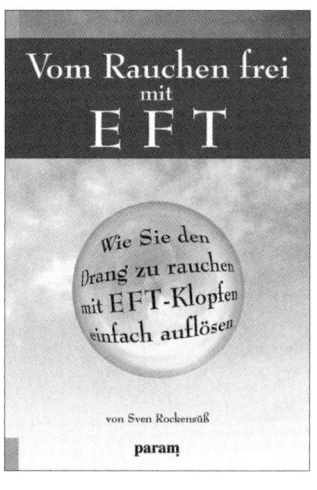

Peter Frölich
Diabetes behandeln mit EFT
128 Seiten
ISBN 978-3-88755-259-6

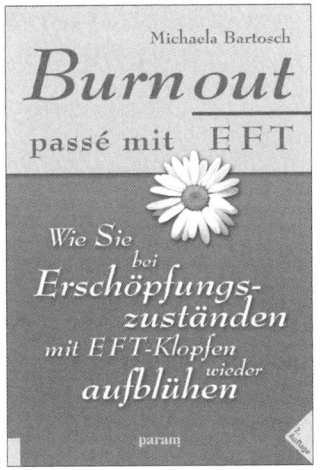

Michaela Bartosch
Burnout passé mit EFT
168 Seiten, Festeinband
ISBN 978-3-88755-261-9

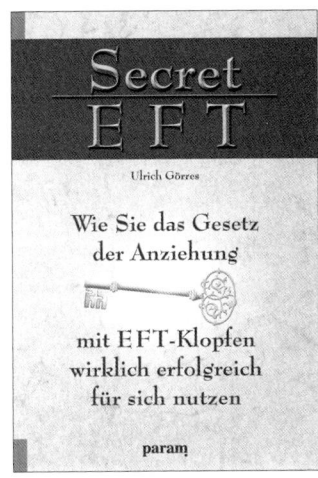

Ulrich Görres
Secret E FT
128 Seiten
ISBN 978-3-88755-264-0

L. Kranawetter, B. Beermann
Spiegelgesetz-Methode u. EFT
128 Seiten
ISBN 978-3-88755-238-9

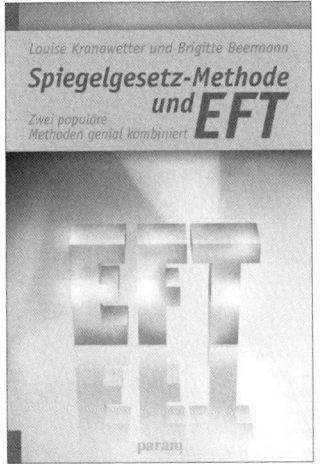

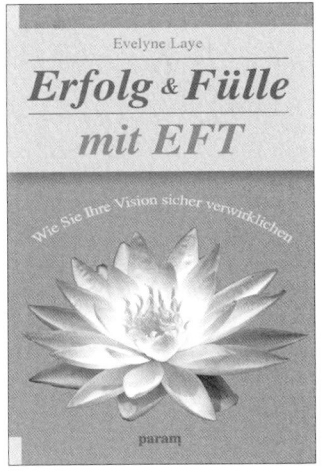

Evelyne Laye
Erfolg & Fülle mit EFT
128 Seiten, Festeinband
ISBN 978-3-88755-256-5

weitere Informationen und Titel: www.param-verlag.de

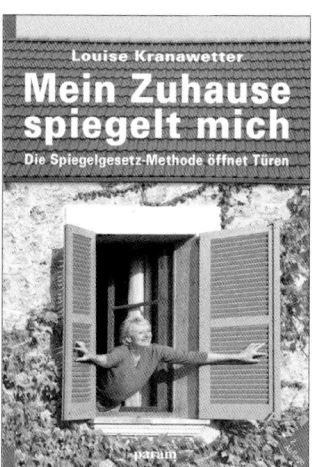

Louise Kranawetter
Mein Zuhause spiegelt mich
144 Seiten, Festeinband
ISBN 978-3-88755-316-6

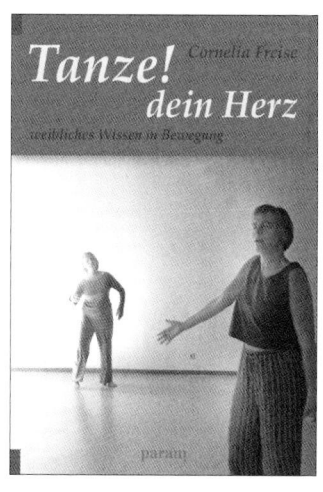

Cornelia Freise
Tanze dein Herz
176 Seiten, farbig, Festeinband
ISBN 978-3-88755-352-4

Ramin Raygan
Wie Sie einf. glücklich werden
160 Seiten, farbig, Festeinband
ISBN 978-3-88755-212-1

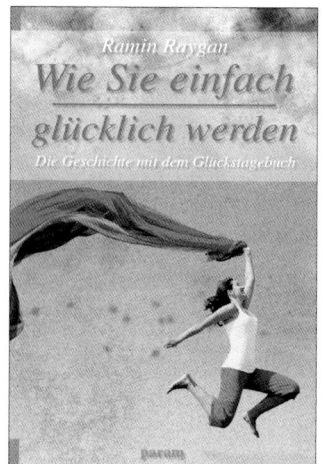

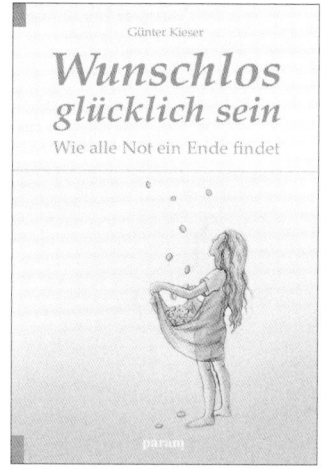

Günter Kieser
Wunschlos glücklich sein
168 Seiten, Festeinband
ISBN 978-3-88755-211-4

weitere Informationen und Titel: www.param-verlag.de